栄養バランスを整えれば体はよみがえる

がんになってからでも遅くはない！

医学博士
南雲吉則

春陽堂書店

はじめに

私は乳がんの専門医です。その仕事を通して、我が国のがん死亡率を半減させるために「早期発見・早期治療」に務めてきたのです。

そして還暦を迎えた年に日本のがん医療を振り返ってみて愕然としました。がん死亡率は30年間のうちに2倍にもなって、今や2人に1人ががんになる時代になってしまったのです。このままでは30年後には1人に1人ががんになる時代が来るといわれています。

早期発見・早期治療ではがん患者数を減らすことはできない
欧米ではがん死亡率が減少している

かつて1950年代のアメリカのがん死亡率は10万人あたり140人で、日本人の77人の約2倍でした。その後日米ともにがん死亡率は増加しましたが、1990年を境に立場が逆転し、日本のがん死亡率が300人まで増加したのに、アメリカは163人と日本の約半分まで減少しました（13頁参照）。

私が専門の乳がんも、日本ではこの30年間に死亡率が3倍になりましたが欧米では減少し続けています。

日本のがん対策基本法は「がん検診」と「がん専門医の育成」と「がん拠点病院の全国設立」からなっていて、莫大な国家予算が注ぎ込まれています。しかしいくら早期発見・早期治療してもがん患者数を減らすことはできません。予防になっていないのですから、患者数は増えて、死亡率が減らないことは半世紀も前、アメリカで実証済みなのです。

生活習慣病は生活習慣の改善が必要

がんは生活習慣病ですから生活習慣、とくに食生活の改善が必要なのです。

近年、簡単な血液検査で血中の栄養素の濃度を解析する「血液栄養解析」が可能になりました。

そして血中ＥＰＡとビタミンＤ濃度が高ければ、がん死亡率が半減することが医学的に判明しました。

ＥＰＡはがんだけでなく、アレルギー・膠原病《こうげん》、うつ病、糖尿病、心筋梗塞、脳梗塞に効果があります。

ビタミンＤは全身の臓器に受容体が存在し、心臓、呼吸器、消化器、肝臓、腎臓、妊娠、アレルギー・膠原病、骨粗鬆症に効果があります。

他にも、ＤＨＡは脳力、視力、精力、すなわち少子化を改善します。

そしてアスタキサンチンはビタミンＣの５０００倍の抗酸化力があります。

衰退しつつあるこの日本を救うための最後の切り札、それがこれからお話しするスーパーフードなのです。

ぜひ最後までお楽しみください。

令和６年８月吉日

医学博士　南雲吉則

目次

第2章 活性酸素から身を守るアスタキサンチン

第3章 精製した糖質をやめて糖質制限

第4章 臨床試験が証明したビタミンDの抗がん効果

第5章 子孫繁栄に不可欠なDHA

第6章 エビデンスが証明するクリルオイルの効果

第1章

がんの原因炎症を抑えるEPA

早期発見・早期治療ではがん死亡率は減らない

私は乳がんの専門医です。東京・名古屋・大阪・福岡のナグモクリニックを飛び回って、毎日のように乳がん手術をしています。「早期発見・早期治療」によって、人の命を救うことが私の使命でした。

しかし、今から8年前、還暦を迎えた年に日本のがん医療を振り返ってみて愕然としました。がん死亡率は30年間のうちに2倍にもなって、今や2人に1人ががんになる時代になってしまったのです。

私が専門の乳がん死亡率は3倍にもなりました。

しかし欧米ではすでにがん死亡率は減少し続けているのです。

早期発見・早期治療ではがん患者数を減らすことはできない。それが如実に現れたのが米国の肺がん対策です。

100年前の米国に肺がん患者はほとんどいませんでした。しかし経済が豊かになって喫煙率が上昇するに従って、肺がん死亡率が男性の死亡率トップに躍り出たのです。

慌てた連邦政府は胸部レントゲンや当時最新鋭だったCTを導入して肺がん検診を行いましたが死亡率は全く減らない。

次に抗がん剤や放射線治療の開発に巨億の連邦予算を注ぎ込みましたが死亡率は減らない。

業を煮やした連邦政府は1970年代、禁煙運動に踏み切ったのです。喫煙率はみるみる半減しました。もちろんすぐには肺がん死亡率が減少することはありませんでした。それはそうです。今日タバコを吸って明日肺がんになるのではありません。25年後4半世紀経って肺がん死亡率が増えたのですから、禁煙運動が始まって4半世紀経ったらきっと死亡率が減少すると予測されました。

驚くことにピッタリ4半世紀経った1990年代から、肺がん死亡率は逆Vの字に下がり始め、今や往時の48%も減少したのです。

これが人類の叡智です。これでもまだ早期発見・早期治療に望みを託しますか？

がんは生活習慣病です。生活習慣を改善しない限り、がん患者さんの数は減らないのです。

欧米ではがん死亡率が減少している

かつて1950年代のアメリカは「がん大国」でした。当時の日本人のがん死亡率は10万人あたり77人であったのに対して、アメリカ人のがん死亡率は140人と日本人の約2倍でした。

その後日米ともにがん死亡率は増加しましたが、1990年を境に立場が逆転し、日本のがん死亡率が300人まで増加したのに、アメリカは163人と日本の約半分まで減少しました。その理由は冒頭に述べた予防医学の普及です。禁煙や完全な分煙化、日光浴や強化食品・サプリメントによる血中ビタミンD濃度の上昇が功を奏したのです。

私が専門の乳がんも、日本ではこの30年間に死亡率が3倍になりましたが欧米では減少し続けています。

がんになってからでも遅くはありません。生活習慣の改善によって、欧米ではがんはすでに怖い病気ではなくなりつつあります。

日米のがん死亡率

人口10万人当たりの死亡者数（人）

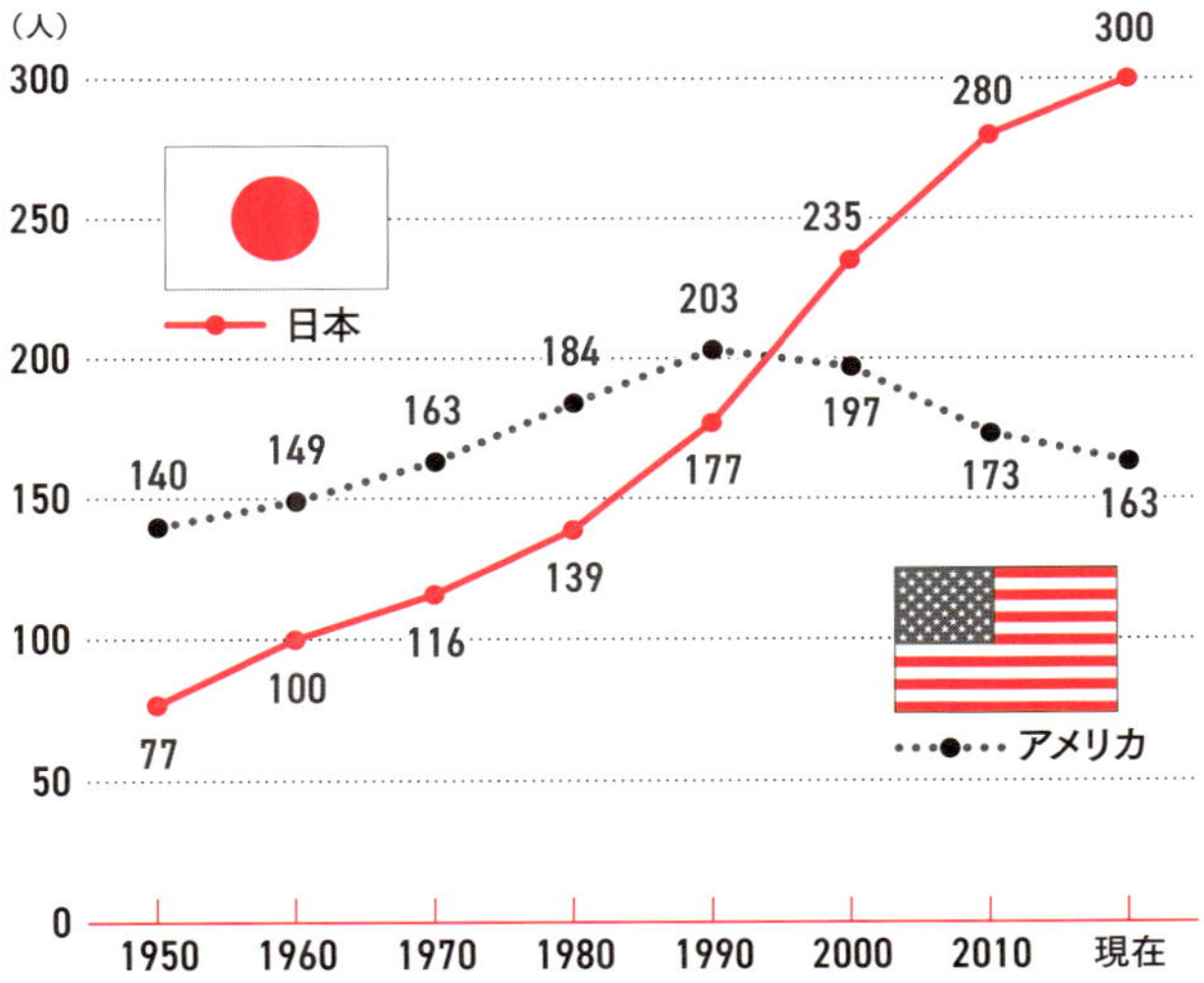

厚生労働省「人口動態統計」、
アメリカ商務省「Statical Abstract of The United States」より

私たちの体は50兆個の細胞からできている

「私たちの体は50兆個の細胞からできている」といわれますが、「50兆個」という数字はどこから出てきたのでしょうか？

生命の始まりは、お母さんのおなかのなかで、卵子が精子を受精してできたたった一つの生殖細胞です。この細胞は細胞分裂を繰り返し、数を増やしていきます。

1個が2個に、2個が4個に、4個が8個に、8個が16個に……と倍々に増え、10回分裂すると1024個。数も体積も重さも約千倍に増えます。

10回分裂で千個なら、20回で百万個、30回で10億個、40回で1兆個に増えます。

サイコロのような立方体の体積は一辺の長さの3乗ですから、細胞が10回分裂して体積が千倍になるたびに一辺の長さは10倍になります。

細胞1個の大きさが0・01ミリだといわれていますので、10回分裂で0・1ミリ、20回で1ミリ、30回で1センチです。

1立方センチつまり1ccの水の重さが1グラムですので、40回分裂の1兆個の細胞の重さは1キログラムです。

私たち大人の平均体重は50キログラムですから1兆個の50倍で50兆個といわれるようになったのでしょう。

おなかの中の生殖細胞は十月十日のうちになんと3兆個の細胞をもった3キログラムの赤ちゃんに成長します。しかし誕生後もこの調子で細胞分裂を続けると、50回分裂で1トン、60回で1キロトン、70回で1メガトンと巨大に育ってしまいます。

そこで誕生した直後から、細胞分裂にブレーキがかかるのです。この役目を果たしているのが遺伝子DNA。その中にある「テロメア」です。

テロメアが細胞分裂にブレーキをかける

細胞分裂はただ単に細胞の数を増やしているのではありません。**両親から受け継いだ遺伝子DNAを正確にコピーしている**のです。

そのため1人の人間の体中の細胞の遺伝子は全て同じです。犯人が吸ったタバコの吸い殻には犯人の唇の細胞が付着しています。その遺伝子を調べれば誰が犯人か特定できるのです。これを「DNA鑑定」といいます。

私の体の遺伝子も死ぬまで一緒です。歳を取ったら郷ひろみになっていたなんてことはないのです。

遺伝子DNAは2本の〝より糸〟です。より糸はほつれます。ジャージのウエストのひもはほつれ防止に、はしっこの部分が結んであります。遺伝子DNAもはしっこの部分が結んであるのです。この部分をテロメアといいます。ギリシャ語でテロは「はしっこ」、メアは「部分」。つまり「はしっこの部分」という意味です。

お腹の中で細胞分裂しているときはDNAもテロメアも複製酵素によって正確にコピー

されているので、生殖細胞は不老不死なのです。しかし、オギャーと生まれたとたんにテロメアの複製酵素は働かなくなってしまいます。そのため細胞分裂するたびにテロメアがすり減るのです。最終的にテロメアが複製されなくなった時点で分裂は停止します。つまり出生後の細胞は一定回数の分裂後自然死を迎えるのです。

子どものときにはテロメアが長く、細胞分裂によって生まれる細胞のほうが死ぬ細胞より多いので、細胞の数は増え体はどんどん大きく成長します。ケガをしてもすぐに修復されます。

思春期を過ぎるとテロメアが少し短くなって生まれる細胞と死ぬ細胞の数が同じになるので、体の成長は止まります。

年を取るとテロメアがもっと短くなるので、死ぬ細胞のほうが多くなって体は老化します。傷付いた組織が治りにくくなります。

そしてテロメアがなくなれば寿命です。死を迎えるのです。

人間の寿命は何歳？

私が子どもの頃、夏休みは母の実家の津軽で過ごしました。岩木山からとうとうと流れる岩木川の両岸は肥沃な大地で、リンゴ畑が広がっていました。そこでよくセミ捕りをしていました。羽化したばかりのセミは緑色の体が乾くまで木の幹でじっとしているので、手で捕まえることができるのです。カブトムシやコオロギはスイカの皮を与えておけば何週間も生きるのですが、セミは1週間で死んでしまいます。脱脂綿に砂糖水を染みこませて、セミのくちばしに持っていっても1週間で死んでしまうのです。なぜ死んでしまうのか大人に聞いても、昆虫図鑑を見てもわからずに悲しい思いをしました。

それが最近になってようやく理解できました。地球上のありとあらゆる生き物は生殖が終了すると命が終了するように最初からテロメアの長さが決まっているのです。セミは7年間も地中で暮らしますが、地上で羽化した時点でテロメアの長さはあと7日分しか残っていないのです。

振り返って人間を見れば、100歳を過ぎても生き続けることが可能です。それでは人間のテロメアは何歳まで与えられているのでしょうか。歴史上の長寿の人物を調べてみると、中国の皇帝神農は120歳、ユダヤ教とキリスト教の預言者モーゼも120歳、初代天皇の神武天皇は126歳といわれています。

ギネスブックを調べてみると、フランスのジャンヌ・カルマンさんが122歳で世界最長寿だったそうです。それまでの記録は日本の徳之島の男性、泉重千代さんが120歳でした。人間に与えられた天寿は120歳前後のようですね。

早稲田大学の大隈記念講堂は創立者大隈重信公の威徳をたたえて、昭和の初めに建てられました。その時計台の高さが125尺あります。なぜか。生前、大熊公は「人間摂生すれば125まで生きられる」といっていたからです。

つまり生まれてきたときのテロメアの長さは125歳までであるが、不節制するとテロメアが短くなって早死にするというわけです。

では不摂生するとなぜ病気になるのでしょうか。

がんは、あなたを守るために生まれた細胞

私たちの体は、管でできています。口からお尻までは「消化管」、鼻から肺までは「気管」、体に張り巡らされているのが「血管」です。この管の内側は粘膜で覆われています。粘膜は栄養の取り込み口でありながら、外敵の侵入を防ぐバリアでもあります。

喫煙や暴飲暴食によって、粘膜の表面に炎症が起こります。炎症の四徴《ちょう》とは発赤、疼痛、発熱、腫脹（はれ）です。この段階なら、病院に行かなくても不摂生をやめれば4～5日で回復します。

でも、人間は愚かです。「喉元過ぎれば熱さを忘れ」。回復するとまた不摂生を始めます。そして炎症を繰り返すと「潰瘍《かいよう》」を起こします。粘膜に穴が空いて七転八倒の苦しみで病院に担ぎ込まれますが、1週間もすればケロッと治ってしまいます。

病院にいると喫煙や暴飲暴食、夜更かしはできません。不摂生をやめているあいだに、傷口のまわりの細胞がせっせと細胞分裂を繰り返して、傷口をふさいでくれるのです。これを「創傷治癒」といいます。

しかし、こうして不摂生と細胞分裂を繰り返していると、テロメアが限界に達してそれ以上細胞分裂ができなくなります。

不摂生をしていると炎症を起こし、テロメアが短くなるので細胞寿命も短くなります。生まれてくる細胞の数より死ぬ細胞のほうが多くなって体は老化します。傷付いた組織が治りにくくなります。そしてテロメアがなくなれば寿命です。死を迎えるのです。

それでも私たちの体は健気で、**テロメアが限界に達すると、出生時に失われたテロメアの複製酵素が再び働き始めて、永遠に細胞分裂を繰り返す修復細胞が出現する**のです。その細胞の名を「がん」といいます。

でもおかしいですね。私たちの体を救うために生まれてきた修復細胞がなぜ、私たちの命を奪うのでしょう。

この世に生を受けた全てのものは、遺伝子のなかに「生き延びろ」という命令が書かれているからです。

なぜがんで命を奪われるのか

たとえるなら、がん細胞は家族のようなものです。最初はお父さんとお母さんが狭いながらも楽しい我が家に住んでいます。やがて子どもが生まれ、孫やひ孫が生まれて千人家族になったらもうその家には住めません。

隣に空き地があったら建て増ししますよね。がんも建て増しをします。これが「局所浸潤」です。または北海道のような広い所に引っ越しをしますよね。がんも引っ越しをします。これを「遠隔転移」といいます。

つまりがんは私たちが不摂生によって炎症を起こした粘膜を修復するために現れたのですが、私たちが不摂生をやめないのでやむなく浸潤や転移をするのです。

ですから**がんと診断されてからでも摂生して炎症を抑えればがん細胞の増殖をゆっくりにすることができる**のです。

がんの原因

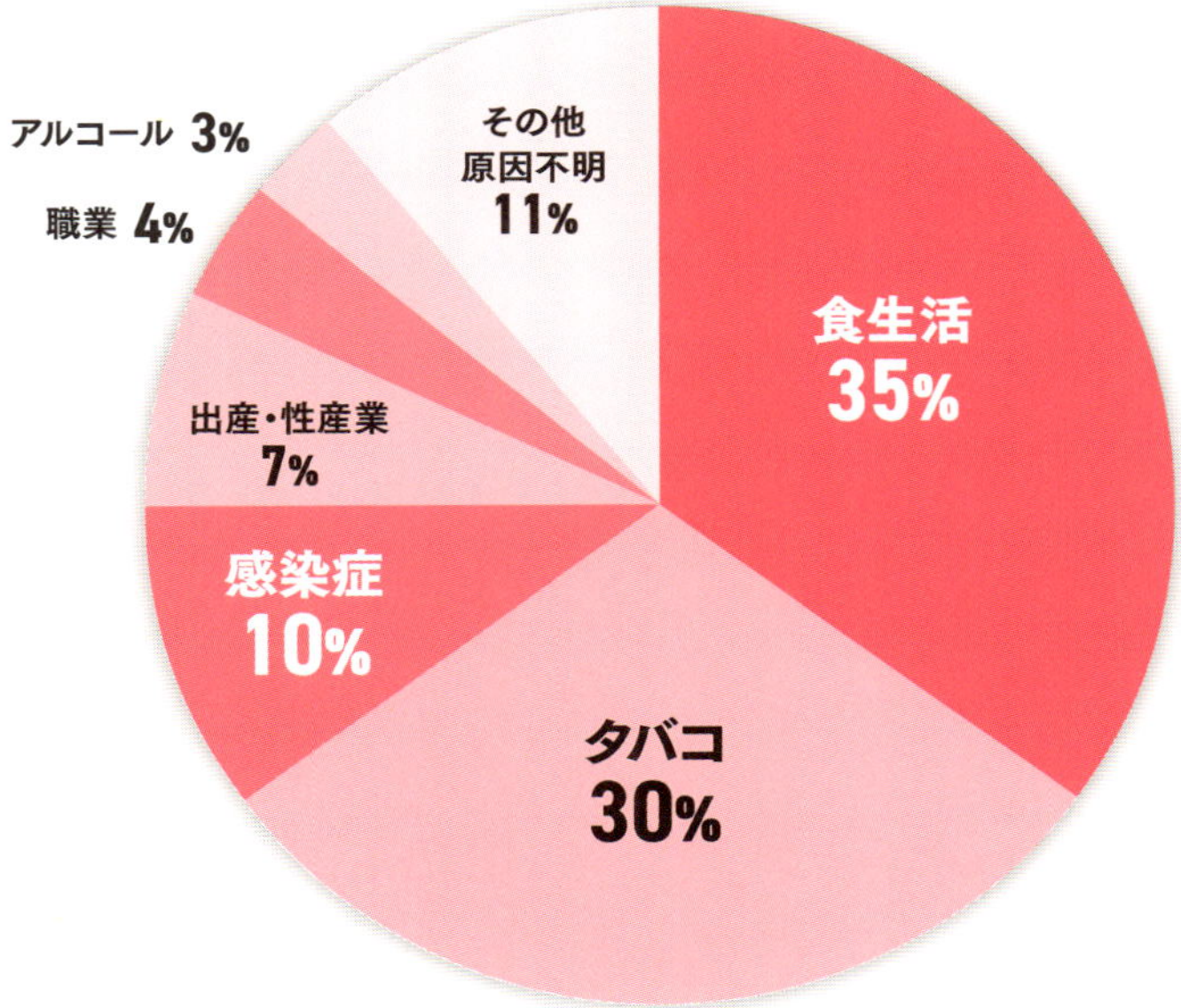

NCI, Sir Richard Doll

がんの3大原因は

ではがんになるような生活習慣とはなんでしょう。どのようながんが増えてどのようながんが減っているかを見てみればがんの原因が明らかになります。

◎感染症　私が生まれた昭和30年の頃、男性のがんのほとんどは「胃がん」でした。女性のがん死亡率のトップも胃がん、子宮頸がんでした。しかし現在では胃がん、子宮頸がん、肝臓がんは減りつつあります。どうして減ってきたのでしょう。これらのがんは感染症が原因なのです。**胃がんは「ピロリ菌」、子宮頸がんは「ヒトパピローマウイルス」、肝臓がんは「肝炎ウイルス」。**こうした感染症が原因のがんは衛生状態がよくなったために減りつつあるのです。

◎タバコ　胃がんにかわって男女ともに急上昇したのが「肺がん」。その原因はタバコです。**タバコをやめれば咽喉がん（のどのがん）の90％、肺がんの75％、食道がんの50％、**

胃がんの25%がなくなるといわれています。日本人男性の喫煙率は1966年の83%から2019年には29%まで減少しましたが、国際的には依然高止まりした状態です。

◎食生活

さらに急上昇しているのは女性の乳房、卵巣、子宮、そして男性の前立腺のがんです。これらの臓器の共通点はなんでしょう。どれも性ホルモンで発育する臓器です。性ホルモンは血中のコレステロールから作られます。コレステロールが高い人は肥満や暴飲暴食を繰り返す人です。すなわち食生活がこれらがんを増やしているといえます。女性のがん死亡率トップ、男性の第2位は大腸がんです。大腸がんも食生活で増えるがんです。食生活がかたよると悪玉菌が繁殖し腸内が腐敗します。腸が腐敗していると腸炎、腸ポリープ、そして最終的には大腸がんになるのです。すなわち**食生活が乳がん、卵巣がん、子宮体がん、前立腺がん、大腸がんを増やしている**のです。

がんの原因別死亡率の調査でも「食生活」と「タバコ」と「感染症」が全体の4分の3を占めています。前に述べたように感染症や喫煙率は減少していますので、今後増え続けると予想されるのは食生活が原因のがんです。

タバコは百害あって一利なし

ここでいまさらいうまでもありませんが、どんなにいいものを摂っていても、それを台無しにしてしまう狂った生活があります。

その最たるものがタバコでしょう。

タバコの中には何百という有害物質があり、タバコを吸うことで有害物質が全身をめぐり、さまざまな場所で細胞を傷つけます。

血管内の細胞が傷つくと、かさぶたができます。動脈が硬く変化し「動脈硬化」を引き起こします。動脈硬化が進むと、その先に血液がまわらなくなり、その先の細胞が死にます。心臓でおきると心筋梗塞に、脳でおきると脳梗塞になります。

つまりかけた血管のかさぶたに含まれる「エラスチン」という弾力線維を溶かすために白血球から「エラスターゼ」という分解酵素が出ます。血管以外で弾力線維が多いのは肺と皮膚です。

タバコの吸いすぎでエラスターゼが肺の弾力線維を溶かせば、呼吸ができなくなって

「肺気腫」になります。

または皮膚の弾力線維を溶かせば、張りが失われて、シワ、たるみ、シミが増えます。これを「スモーカーズフェイス」といいます。

さらにタバコの煙はのどや気管の粘膜を傷つけます。そこで禁煙をすれば傷口は細胞分裂によってふさがれるので問題はないのですが、私たちは愚かでまた喫煙をします。こうして細胞分裂が限界に達したとき、「永遠に細胞分裂をする修復細胞」が現れます。それががんです。

さらにタバコを吸いながらコーヒーやビールを飲むと、食道や胃にもがんができます。のどのがんの95%、肺がんの75%、食道がんの50%、胃がんの25%はタバコが原因です。「1日の喫煙本数」×「喫煙年数」を喫煙指数といって400を超えると高い確率でがんになると言われています。タバコの害は、10年やめればゼロになると言われています。いますぐ、今日このときから、どうぞやめてください。

酒は蓄積毒

「酒は百薬の長」といわれます。少量摂取しただけで血管が拡張し、ストレスが軽減します。ほどほどに飲めば、とても健康的な飲み物だといえるでしょう。

もちろん、どんな健康的な食物も、摂りすぎれば毒になります。しかし、他の食物と異なるのは、アルコールが「蓄積毒」だということです。

皆さんは、アルコールによって肝臓や膵臓が傷付いても、休肝日をもうければ、体は元に戻ると信じています。しかし休肝日を取っても、一定のラインを越えれば毒になるということです。では、一定のラインとはなんでしょうか。

タバコに喫煙指数があるように、アルコールにも「アルコール指数」があります。**生涯飲酒量は男性500キログラム、女性250キログラム**が限界だと言われているのです。

具体的には、**日本酒なら4合ビン1本、ワインなら1本、ビールなら大びん4本が、アルコール100グラム（0・1キロ）に相当**します。

これを毎日飲み続けると、1年で36・5キロのアルコールが体に蓄積されるので、男性では14年、女性では7年で極量に達します。

その後も飲み続ければ炎症を起こして、肝炎、肝硬変、肝がんへと進みます。慢性膵炎を起こせば膵臓がんになるでしょう。

私もお酒を飲みますが、毎日手術をしていますので翌日の診療に差し障らないよう次のようなルールを作っています。

- 一次会、二時間以内、夜10時まで
- 飲み放題の酒は飲まない
- 家飲みはしない

お酒は楽しいコミュニケーションツールですが、飲み放題だと元を取ろうと思って悪い品質の酒を無理して飲んで夜更かしをしてしまいます。節度を持って次の日に残らないように楽しみましょう。

炎症を起こす油もある

体に炎症を起こす代表的なものに「あぶら」があります。あぶらには「脂」と「油」があります。それぞれ「飽和脂肪酸」「不飽和脂肪酸」と呼ばれます。

「脂」と「油」の違いは、わかりやすくいえば「石」と「砂」との違いです。石も砂も成分はほとんど同じですが、石は粒子同士の結合がしっかりと飽和しているので固体です。酸化しにくいです。それに対して砂は結合が不飽和なために流動体です。酸化しやすいです。

同じように「飽和脂肪酸」は結合がしっかりと飽和しているので室温では固体ですので「にくづき」の「脂」と書きます。熱に強く酸化しにくいです。それに対して「不飽和脂肪酸」は結合が不飽和なために流動体ですので「さんずい」の「油」と書きます。熱によって酸化しやすいです。

合わせて「油脂」と呼びます。

これを動物のあぶらで説明してみましょう。

◎飽和脂肪酸　体温の高い恒温動物である牛や豚のあぶらが、もし「さんずい」の「油」、「不飽和脂肪酸」だったら、体温で温められて酸化してしまい、この種は滅びてしまいます。ですから「飽和脂肪酸」なのです。バターもラードも室温では固体ですので「脂」と書きます。

◎不飽和脂肪酸　それに対して冷たい水の中に棲む魚は変温動物です。もし魚のあぶらが「にくづき」の「脂」、「飽和脂肪酸」だったら血管の中で固まって死んでしまいますよね。だからいくら冷たい水の中でも固まらない「不飽和脂肪酸」なのです。不飽和脂肪酸の中でも一番固まりにくい「オメガ3《すりー》」の脂肪酸です。室温では流動体なので「油」と書きます。

植物油も同じように説明できます。

どのあぶらをどの料理に使うのか？

◎飽和脂肪酸　熱帯の炎天下に生えているヤシの実のあぶらがもし「さんずい」の「油」、「不飽和脂肪酸」なら、気温で温められて酸化してしまい、この種は滅びてしまいます。ですから熱に強く酸化しにくい「飽和脂肪酸」なのです。ココナッツオイルは室温では固体ですので「脂」と書きます。

◎オメガ9　熱帯の次に暖かいのは地中海地方。冬はやや寒くなりますので、そこに自生するオリーブのあぶらが「飽和脂肪酸」では固まってしまいます。そこで油の分子の一か所だけ不飽和の「一価不飽和脂肪酸」です。普段は液体ですが、冷蔵庫に入れると固まります。「オメガ9」と呼びます。熱に強いです。

◎オメガ6　次に寒いのは温帯地方。そこに生えるナタネ、ベニバナ、ひまわり、ごま、米、コーン、大豆、グレープシードなどの植物は冬には寒い環境で育ちます。そこでその油は分子の結合がゆるく、ところどころ不飽和なので「多価不飽和脂肪酸」です。「オメガ6」と呼びます。熱に弱く、固まりにくいです。

◎オメガ3　さらに寒いのがカナダや北海道のような寒帯地方。冬の厳しい寒さの中でも自生するのはシソ科の植物エゴマやアマニです。やはり「多価不飽和脂肪酸」で「オメガ3」と呼びます。冷凍庫に入れても固まりませんが、熱に弱く酸化しやすいです。

さあどの料理にどの油を使ったらいいのかもうわかりましたよね。

熱い料理には熱い地方の植物油か体温の高い動物の油。すなわちココナッツオイルやオリーブオイル、動物性脂肪ならラードやバターです。揚げ物にサラダ油やエゴマ油を使ったら、酸化して過酸化脂質になりますし、室温では液体になるので衣がシナッとしてしまうのです。トンカツにはラード、クッキーやクロワッサンにはバターを使えば衣がパリッとします。

冷たい料理やサラダには寒い地方の植物油。すなわちエゴマ油や亜麻仁油を用います。「サラダにはオリーブオイルを使っています」というセレブの奥様もいらっしゃいますが、それは暖かい地方の油ですから冷蔵庫に入れるとドロッとして舌触りがベタベタします。

油にも「悪玉」と「善玉」があった

あれっ？　サラダ油はその名の通りサラダにかけていいんじゃないですか？

確かに日本でサラダ食が一般的になった大正時代に、サラダにかけるために開発されたのがサラダ油です。現在はＪＡＳ（日本農林規格）で認められた菜種、紅花、ひまわり、ごま、米、コーン、大豆、グレープシード、綿実の９種類がサラダ油と呼ばれています。

この油は戦前・戦中は非常に重宝しました。

サラダ油の主成分はオメガ６と呼ばれる「リノール酸」で、体内で「アラキドン酸」に変化します。アラキドン酸は「エイコサノイド」という炎症性物質に変わって、当時大流行した結核菌や寄生虫を退治してくれました。また血液を固まらせる凝固作用によって、戦場で怪我をしても血がすぐに止まったのです。

しかし現代においては感染症や怪我をしている人はまれです。するとこの炎症作用は私たちの体を襲うようになります。ですから**サラダ油の取りすぎは、アレルギー、うつ病、糖尿病、がんの原因**となります。

また凝固作用によって血液がドロドロになると血管が詰まって、心筋梗塞・脳梗塞をきたします。

なんと日本人の5大疾患はサラダ油が原因といっても過言ではありません。

そこで読者の皆さんにすぐにやっていただきたいことがあります。

台所の流しの下に置いてあるサラダ油のポリ容器、あれをすぐに捨てて下さい。捨てるのがもったいないからご主人に天ぷらを作ろうなんて言ってはダメですよ。

じゃあ、代わりにサラダには何の油を使ったらいいのかって？

それはオメガ3のエゴマ油や亜麻仁油です。

オメガ3は「αリノレン酸」です。体内で「EPA」に変化します。EPAはアラキドン酸由来のエイコサノイドの作用を抑える「抗炎症作用」と「抗凝固作用」があるのです。

サラダ油は捨てなさい

皆さんの最も身近にある油といえば「サラダ油」でしょう。そのサラダ油が今問題視されています。

サラダ油という名称は日本独自のもので、サラダが大衆的になった大正時代に、サラダにかけても濁らない油として開発されました。現在はＪＡＳによって9種類のサラダ油が採用されています。菜種、紅花、ひまわり、ごま、米、コーン、大豆、綿実、グレープシードです。

サラダ油の問題の一つめは、抽出油であるということです。これは、植物から油を絞る段階で、「ヘキサン」という揮発油といっしょにミキサーにかけたうえで、高温にして油分を抽出します。さらに、ミネラル、ビタミン、ポリフェノールなどを排除して、腐敗しない精製度の高い、長期保存できる油に作りかえられるのです。

この方法でつくられた油はけっして腐ることはありませんが、人間の体にいいものは何も残っていません。また高温で抽出することで、トランス脂肪酸に変容していることもあります。

皆さんはそのサラダ油を使って揚げ物をしていますが、熱が加わって酸化すると、老化をうながす「過酸化脂質」に変容します。これをろ過して何度も使いまわしているご家庭や飲食店も多いと思いますが、まさに病気の根源といえるでしょう。

サラダ油はオメガ6の不飽和脂肪酸です。オメガ6の油には「炎症作用」と血液を固める「凝固作用」があります。かつて感染症やケガが多かった時代には、菌の侵入を炎症作用によって防ぎ、けがをしたときに凝固作用によって止血してくれました。しかし現代は感染やけがが少なくなりました。そのためにサラダ油の炎症反応はアレルギーや糖尿病やがんを、凝固作用は心筋梗塞や脳梗塞を引き起こすようになりました。何と、日本人の五大疾患はサラダ油が引き起こしているといっても過言ではありません。

意識して摂らなくてもさまざまな場所で口にしているのです。

サラダ油は捨てましょう。ついでに、冷蔵庫のドレッシングも捨ててください。

あれもこれもサラダ油です

◎コーン油（トウモロコシ油）　国内自給率ほぼ0％。遺伝子組み換えがほとんどで悪玉であるオメガ6が大半を占めます。植物ステロールが腸管でのコレステロール吸収を抑制する、ということが謳い文句ですがコレステロール悪玉説が否定された現代においては意味がないでしょう。

◎ごま油　国内自給率は0・05％。焙煎してから搾油したものが中華料理や韓国料理に使われます。炒め油には適しませんが、香り付け程度ならいいでしょう。焙煎せずに低温搾油したものを「太白」といい、江戸前の天ぷらで使われますが、一度使用した油を全て廃棄するのが理想です。

◎大豆油　国内自給率6％。遺伝子組み換えがほとんどです。抽出法によって揮発性油を用いて搾油します。遺伝子組み換えでない国産のものもありますが、わざわざ価格が高いものを買う位ならエゴマオイルを買ってください。

◎ひまわり油（サンフラワーオイル）、紅花油（サフラワー油）　オメガ9（オレイン酸）が多くなるように遺伝子組み換えで品種改良した「ハイオレイックタイプ」が主流ですが、オレイン酸を使いたければ低温圧搾のオリーブオイルを使ってください。

◎米油　1968年に「カネミ油症事件」を引き起こしたことで有名な油です。これは抽出法のときに混入したダイオキシンによって死産や奇形が生じた事件です。原料は精米するときに出る産業廃棄物の「米ぬか」です。抗酸化作用のあるビタミンEが多いため揚げ物に適しているといわれますが、米油を重宝がる位なら、米を玄米で食べてください。

◎菜種油（キャノーラ油）　国内自給率0・03％。ほとんどが遺伝子組み換えの品種改良によって心毒性のあるエルカ酸を減らした「ローエルシックタイプ」です。ということは、在来品種は危険だということです。これはあくまでも動物実験の話ですが、キャノーラ油を与えたラットは寿命が短くなりました。

◎落花生油（ピーナッツオイル）　高い頻度でアレルギー反応を起こし症状が重篤化しやすいことから厚生労働省の「特定原材料」に指定されています。あえて使用するメリットはありません。

自然界に存在しないトランス脂肪酸

ナポレオン三世の時代、ヨーロッパ全土で戦争をしていた兵士達に支給するバターが不足し、その代用品を公募しました。そこで出てきたのが、液体状の植物油を固形の飽和脂肪酸に変える技術です。ギリシャ語の「真珠」の意味で「マーガリン」と名付けられました。

今日では工業的に水素を添加して製造されています。

こうして人工的に固まるようにした飽和脂肪酸は自然界には存在しませんので、一般のあぶらと区別して「トランス脂肪酸」と呼ばれています。

なによりもトランス脂肪酸が世界中で使われるようになった理由はその食感が「パリッ」として「サクサク」しているからです。

小麦粉に水を加えて熱するとうどんのように「ベタベタ」しますが、バターを加えて熱すると「パリッ」とします。水はさめても液体ですが、バターはさめると固体になるからです。

同じように常温で液体のオメガ3やオメガ6で揚げ物をしても、水っぽくてべたべたします。ところが常温で固体のトランス脂肪酸ならプラスチックのように固まるのでパリッとするのです。しかもプラスチックのように工業的に大量生産できるのでバターより安いのです。

「肉よりも植物油が安全」という「植物油神話」も追い風になって、長い間健康食品として使われてきました。

しかしマーガリンにはアリは集《たか》りませんし、カビも生えません。アリの触角やカビがマーガリンを食物として認識することができないのです。

同様に私たちの体もトランス脂肪酸をうまく利用することができません。

トランス脂肪酸で作られた細胞膜はきちんと機能しませんし、脳細胞や神経も機能しなくなります。免疫やホルモンも働かなくなります。

すでに欧米の多くの国ではトランス脂肪酸が規制され、世界保健機関（WHO）でもトランス脂肪酸の摂取を抑えるよう勧告しています。

お菓子の成分表示は必ずチェックしましょう。マーガリン、ショートニング、ファストスプレッドと書いてあれば、トランス脂肪酸です。

体を守る炎症反応

「炎症の四徴」という言葉があります。炎症のときに生じる4つの徴候、「発赤、疼痛、発熱、腫脹」です。

古代ローマ時代の医師ケルススは、外傷や感染で傷が「赤くなって腫れて熱を持って痛くなる」ことを観察して炎症と呼びました。皆さんは我慢できないときは「腫れ止め」の薬を飲みますよね。炎症を抑えるので「抗炎症剤」と呼ばれています。

忌まわしい炎症ですが、ちゃんと意味があります。

◎発赤 傷を治すために酸素を運ぶ赤血球や外敵をやっつける白血球が必要です。そのために血流が倍増しているのです。血の巡りがいい状態です。

◎疼痛 骨にヒビが入ったことを気が付かないで歩いていたら骨が折れてしまいます。痛みを発することで安静にしなければいけないことを知らせてくれているのです。

◎発熱 免疫反応は化学反応ですから、熱が上がることによって反応が高まります。

◎腫脹　病原体や毒物が局所にとどまっていたら、その組織は腐ってしまいます。血管の透過性を亢進させて、毒物を周囲に散らすと共に、周りの組織に炎症を広げることによって、外敵の侵入を阻む準備をしてくれているのです。

自然界の動物にとって命取りなのは外傷と感染です。細胞の周りの細胞膜はコレステロールとリン脂質でできているといいました。リン脂質はリンと脂肪酸からできています。外傷や感染が生じた細胞の細胞膜のリン脂質から脂肪酸が遊離します。この脂肪酸はオメガ6のアラキドン酸(エイコサン酸)やオメガ3のＥＰＡ(エイコサペンタエン酸)です。「エイコサ」とはラテン語で「20」のことです。炭素数が20個の脂肪酸という意味です。これらの必須脂肪酸をもとにして生成される生理活性物質をエイコサノイドといいます。

エイコサノイドの代表はプロスタグランジンという生理活性物質で、先ほど述べた炎症反応を起こすことによって、怪我や感染のときに体を守ってくれているのです。

炎症反応と抗炎症反応

炎症が有難いものであることはわかりましたが、痛いばかりではめげてしまいます。体に炎症反応を起こす物質があるなら、その炎症を抑える抗炎症物質も必要です。

◎炎症物質　オメガ6のリノール酸が体内でアラキドン酸に変化し細胞膜のリン脂質を形成しています。アラキドン酸が炎症物質のエイコサノイドに変化して、炎症を起こします。

◎抗炎症物質　オメガ3のαリノレン酸が体内でＥＰＡに変換され、やはり細胞膜のリン脂質になっています。炎症が起きているときにＥＰＡが遊離して抗炎症のエイコサノイドになり炎症を抑えます。

オメガ6の油は家庭のサラダ油やドレッシングの主成分ですし、ファストフードや袋菓子のほとんどにも使われているので、意識して摂ろうと思わなくても、大量のオメガ6が勝手に体内に入ってきます。

それに対してオメガ3の油はエゴマ油や亜麻仁油など種類が少ないうえに高価なので、

意識して摂らないと不足します。

さらにオメガ3のαリノレン酸が体内でEPAに変換される率は5〜20％と低いので、青魚やクリルオイルを積極的に摂らないと、体内で常に炎症が起きるようになります。

炎症が起きたときは血液検査で、**フェリチン・銅・CRPが高値になります。**

炎症はがんの原因です。がんの原因は「食生活」と「タバコ」と「感染症」ですが、いずれも炎症によって傷付いた粘膜を、細胞分裂に次ぐ細胞分裂でなんとか修復しようとして、細胞分裂が限界に達したときに生じる修復細胞ががん細胞だと申し上げました。

つまりEPAが不足しアラキドン酸が過剰な人は、慢性炎症の結果がんになりやすいのです。九州大学の久山町研究の結果でも**EPA／AA比（EPAとアラキドン酸の比）が低いとがん死亡率1・93倍になる**ことが判明しました。

青魚やクリルオイルでEPAが十分にある人は抗炎症作用によってがんになりにくいのです。

イヌイットはなぜ健康だったのか

世界で1番大きな島をご存知ですか。大西洋の北に位置するグリーンランドです。本国はデンマークです。1972年にグリーンランド先住民族イヌイットとデンマーク人を対象に、食生活と生活習慣病に関する調査が行われました。その結果驚くべき事実が明らかとなったのです。

当時は動物性脂肪の摂り過ぎが、がん、心臓病、脳卒中、肺炎、糖尿病の原因だと思われていました。しかしイヌイットの脂肪摂取量は食事全体の40%を占めていて、デンマーク人の倍近くだったにもかかわらず、皮膚病やがん、糖尿病、気管支ぜん息、心筋梗塞の発症率がデンマーク人よりもはるかに少なかったのです。

そこで両者の血液中の脂肪酸濃度を調べてみたところ、血中のオメガ3濃度が2・8%のデンマーク人の心臓病死亡率は34・7%でしたが、血中濃度が13・4%のイヌイットの死亡率はわずか5・3%だったのです。

いったい何を食べてEPA・DHAが増えているのか。その答えはなんと「アザラシ肉」

だったのです。アザラシも牛や豚と同じ哺乳類です。どうしてアザラシの肉にEPA・DHAが多いのか。

アザラシはオキアミや青魚を食べます。オキアミは海面スレスレの所で光合成を行っている藻を食べています。藻の光合成は「葉緑体」によって行われます。葉緑体の膜を作っている油がオメガ3脂肪酸のαリノレン酸です。

オキアミはこの藻を食べて体内でαリノレン酸からEPA・DHAを産生します。そのオキアミを食べているので青魚にはEPA・DHAが多い。その青魚を食べているのでアザラシの肉にはEPA・DHAが多い。そのアザラシの肉を食べているのでイヌイットの体にはEPA・DHAが多かったのです。

そしてEPAの抗炎症作用によってアレルギーによる皮膚病や気管支ぜん息、糖尿病、がんが少なくなり、抗凝固作用によって心筋梗塞になりにくかったのです。

私達の体は喫煙や感染や食事によって、常に炎症にさらされています。この炎症から身を守ってくれるのがEPAの抗炎症・抗凝固作用です。**毎日クリルオイル（オキアミの油）を摂ることにより、がんや動脈硬化から身を守ることができる**のです。

第2章

活性酸素から身を守るアスタキサンチン

酸化と活性酸素

私達の体は臓器からできています。臓器は細胞から、細胞は脂質やタンパク質などの分子からできています。分子は原子が結合したものです。

すなわち物質の最小単位は原子です。原子は中心に正に帯電した原子核が1個あり、その周りに負に帯電した電子が存在します。

電子は2個ずつ対《つい》になります。これを「電子対」といいます。合計4対になっていると安定します。対になっていない電子を「不対電子」といい、安定を求めて他から電子を奪おうとします。電子を奪う行為を「酸化」といい、電子を得ることを「還元」といいます。

このように対をなさない不対電子を持つ原子や分子を「不安定分子」またの名を「フリーラジカル」といいます。

酸素の電子数は6で、2つの電子対を持っていますが、残りの2つは対になっていません。そこで電子を1個持っている水素2個と結合します。これがH2Oすなわち水です。

単独では不安定なので酸素同士でも結合します。これがO2酸素分子です。お互いに電子1個ずつ共有して1対にして結合するのですが、まだ対になっていない電子が2個あります。そのため他の原子分子から電子を奪い取ろうとします。これが酸化です。

難しい理論は読み飛ばしてもらって、**酸素分子は他を酸化させたがる、その反応を燃焼という**、と覚えておいてください。

地球上の生物の祖先は乳酸菌などの細菌です。乳酸菌はブドウ糖を2個の乳酸に分解し、そのとき得られるエネルギーで生活します。酸素を使わないので「無酸素運動」とか「嫌気呼吸」といいます。

その後、酸素と共に脂肪も燃焼できる生物が動物や植物の細胞内に共生するようになり、ミトコンドリアと呼ばれるようになりました。ミトコンドリアは酸素の酸化力、言い換えれば燃焼力を利用してエネルギーを作っています。これを「有酸素運動」または「好気呼吸」といいます。

完全燃焼すれば酸素は電子を奪い取って安定します。しかしこれだけ大量の酸素を消費しているのですから、不完全燃焼して不安定な酸素も1~3%発生します。これを「活性酸素」といいます。

活性酸素が増える原因

地球上のすべての動物・植物はミトコンドリアの助けを借りて酸素と一緒に糖やタンパク質や脂肪を燃焼してエネルギーを得る真核生物です。呼吸で取り入れた酸素を燃やす限り活性酸素の産生をなくすことはできません。

しかし活性酸素の過剰産生には原因があります。

◎放射線・紫外線　放射線が細胞の中の水分子に衝突して電子をはね飛ばし活性酸素に変化させ、その活性酸素がＤＮＡを変化させます。放射線による影響の約85％は放射線により生じる活性酸素等の影響であり、約15％が放射線による直接の損傷によるものです。

◎喫煙・大気汚染　タバコの煙には、活性酸素、一酸化窒素、パーオキシナイトライトなどのフリーラジカルや酸化物など、数多くのオキシダント（酸化剤）が含まれています。その複合効果による酸化ストレスの増大が、動脈硬化を生じます。

◎酸化した油・加工食品・酒・薬剤　酸化した油や商品添加物は肝臓で解毒されるとき活

性酸素を生じます。アルコールや薬剤も同様です。

◎過度な運動　ミトコンドリアへの過度な負担は不完全燃焼率が高くなります。

◎心身のストレス　ストレスが加わると副腎皮質ホルモンが分泌されますが、それが肝臓で分解されるときに活性酸素を生じます。

ミトコンドリア内で酸素が他から電子を奪って次のような活性酸素を作ります。

◎スーパーオキシド　酸素分子が電子を1個奪い取ってできます。対をなさない不対電子を持つためフリーラジカルと呼ばれます。それ自体はさほど害を及ぼしませんが、放っておくと恐ろしい活性酸素に変化します。

◎過酸化水素　スーパーオキシドが他から電子を1個奪い取ってできます。不対電子を持たないのでフリーラジカルではありません。反応性は低く安定していますが、恐ろしいヒドロキシラジカルの前駆体ですのでここで対処しておかなければなりません。

◎ヒドロキシラジカル　過酸化水素が他から電子を1個奪い取ってできます。不対電子を持つのでフリーラジカルです。極めて反応性が高く、**活性酸素による生体損傷の主役**です。ヒドロキシラジカルが他から電子を1個奪い取ると水になります。

活性酸素が体を酸化させる

そもそも活性酸素は脅威の酸化力によって外敵から身を守ってくれているのです。白血球で作られた活性酸素は侵入してきた細菌を退治してくれます。またリンパ球の一種ナチュラルキラー（NK）細胞は活性酸素でがん細胞を殺すのです。しかしバランスが崩れればその酸化力が我々の体を攻撃するようになります。そこで生体内には、活性酸素の傷害から生体を防御する次のような「抗酸化防御機構」が備わっています。

◎SOD（スーパーオキシド消去酵素）　活性酸素の出発点であるスーパーオキシドを酸素と過酸化水素に変えます。

◎カタラーゼ　過酸化水素を驚くべきスピードで酸素と水に変え無毒化する触媒酵素です。

◎グルタチオンペルオキシダーゼ　やはり過酸化水素を無毒化します。

しかし活性酸素の産生が抗酸化防御機構を上回った場合、または抗酸化防御機構の産生が衰えた場合、酸化—抗酸化のバランスが崩れます。これを「酸化ストレス」といい、体の組織を酸化して次のような変化をもたらします。

◎脂質を過酸化脂質にする　細胞膜を構成する脂質が酸化すると、細胞内への栄養や情報の輸送ができなくなり、外敵の侵入を阻むことができなくなります。また酸化したコレステロールが傷ついた血管の内側に蓄積すると動脈が硬く変化して「動脈硬化」を来します。虚血性心疾患、脳卒中の原因です。

◎タンパク質を変性させる　筋肉や臓器など体を構成する要素であり、酵素やホルモン、免疫物質としての機能を担うタンパク質が変性します。血管の内側のコラーゲンが変性しても動脈硬化を来し、虚血性心疾患、脳卒中の原因となります。

◎酵素を失活させる　摂取した食物を消化・吸収したり、体の組織を新陳代謝したりする化学反応の触媒が酵素です。身体中の臓器の機能不全を来し、がんや老化を予防することができなくなります。

◎遺伝子DNAを損傷する　人間の体をつくる設計図です。ヒトには約3万個の遺伝子があり、1人分のDNAの総延長は地球300万周もあります。遺伝子に損傷を与えるとDNAの複製にミスが生じ、がんやさまざまな難病、奇病が生じます。

酸化ストレスによって生じる疾患

酸化ストレスによる代表的な疾患には次のようなものがあります。

◎老化　年をとるとシワ・シミ・たるみができ、白髪や薄毛になり、疲れやすく集中力がなくなります。これは抗酸化防御機構の衰えといわれています。同じ年でも若く見える人、年老いた人がいるのは酸化ストレスの度合いの違いによるものでしょう。

◎認知症・パーキンソン病　脳の40％がタンパク質、60％が脂質です。脂質のうち50％は神経細胞を保護するコレステロール、残り50％は神経組織を活性化させ、情報伝達をスムーズにするリン脂質やDHAです。年をとるにつれて、抗酸化防御機構の働きが衰えるため、脂質が酸化されて過酸化脂質が蓄積していくのではないかと考えられています。またアルツハイマーではタンパク質が変性してアミロイドβやタウタンパク質が蓄積します。

◎動脈硬化　酸化したコレステロールが傷ついた血管の内側に蓄積すると動脈が硬く変

化して動脈硬化を来します。また血管の内側のコラーゲンが変性しても動脈硬化を来します。やがて虚血性心疾患（狭心症や心筋梗塞）、脳卒中（脳梗塞、脳出血）を生じます。

◎糖尿病　脳に酸化ストレスが蓄積すると、全身の代謝調節に重要な視床下部領域の神経細胞数を減少させます。するとインスリン（血糖降下ホルモン）やレプチン（肥満抑制ホルモン）の作用を減弱させ、肥満や糖尿病を引き起こすといわれています。

◎緑内障・白内障　活性酸素が目の神経やタンパク質を傷つけると、それぞれ緑内障、白内障の要因になります。

◎がん　活性酸素がＤＮＡを傷つけてＤＮＡの複製ミスが生じ、発がん遺伝子となったり、がん抑制遺伝子が正しく働かなくなったりすることが、がんのきっかけになると考えられています。

活性酸素に対抗するには

生体内には、活性酸素の傷害から生体を防御するSODやカタラーゼなどの「抗酸化防御機構」を常備しています。

ところが、活性酸素の中でも一番強烈な「ヒドロキシラジカル」という大物に対処できる酵素は持ち合わせていないのです。そこで抗酸化物質を外から取り入れることが必要なのです。

抗酸化物質には次のようなものがあります。

◎ポリフェノール　植物の皮に含まれる苦味や色素の成分です。抗酸化作用のほかに創傷治癒作用、抗菌作用があります。ブドウやナスのアントシアニン、大豆のイソフラボン、玉ねぎの皮のケルセチン、緑茶の渋みのカテキン、ごまのセサミン、ウコンのクルクミン、コーヒーやゴボウのクロロゲン酸、米ぬかのフェルラ酸など自然界には8000種類以上のポリフェノールがあります。

◎ビタミンA　ビタミンは体内で作ることができない必須栄養で、体内の化学反応に補酵素として働きます。特にビタミンA、C、Eは抗酸化作用が強いためACEと呼ばれています。緑黄色野菜に含まれるβ－カロテンは体内で二つに切断されビタミンA（レチノール）に変わり視神経を保護します。またタンパク質と結びつくとロドプシンという視細胞の興奮物質になります。β－カロテンは油と一緒に摂ると吸収率がアップします。

◎ビタミンC　野菜、果物、芋類に多く含まれ吸収率はいいですが、余剰分は体内に保持できず尿から排泄されるため、毎日摂取が必要です。

◎ビタミンE　細胞膜はリン脂質でできていますが、酸化されて過酸化脂質になると細胞を守ったり、栄養を取り入れたり排泄したりができなくなり、さまざまな病気を引き起こします。植物性油脂、ナッツ類、かぼちゃに多く含まれています。

◎コエンザイムQ10　かつてはビタミンQと呼ばれましたが、体内で合成できるのでビタミンではありません。ミトコンドリアの働きを助ける補酵素です。いわし、サバ、牛肉、豚肉に多く含まれます。

◎アスタキサンチン　エビやカニなどの甲殻類やオキアミに含まれています。**抗酸化力は、βカロテンの10倍、コエンザイムQ10の800倍、ビタミンEの1000倍、そしてビタミンCのなんと6000倍です。**

アスタキサンチンの赤い色の秘密

エビやカニなどの甲殻類やオキアミに含まれているアスタキサンチンは真っ赤な色をしています。

それはヘマトコッカスという藻を食べているからです。

ヘマトコッカス藻のヘマトとは血液を表します。血のような鮮やかな赤い色をしているのでこの名前がついています。

元々は葉緑体で光合成を営んでいるので緑色をしていて、2本の鞭毛で遊泳しています。しかし植物は高温や強い紫外線、乾燥、低栄養などの悪条件にさらされると赤く変化します。秋の紅葉と同じ原理です。

ヘマトコッカスも生き残るための手段として胞子を形成し休眠状態に入ります。胞子をつくると同時に鞭毛を失い、大きな球状体に変化します。そして身を守るための抗酸化物質を合成・蓄積し始めます。この抗酸化物質が真っ赤なアスタキサンチンなのです。アスタキサンチンはカロテノイドの一種です。

カロテノイドの語源は「キャロット」すなわちニンジンです。ミカンやトマト、ニンジンに含まれている赤い脂質群のことをさし、ビタミンAの前駆物質であるβカロテン、リコペン、ルテインが知られています。全て紫外線や外的な刺激から身を守るための抗酸化物質です。

その中でも最も抗酸化力が強いのがアスタキサンチンです。

ヘマトコッカスの血のように赤い色は、このアスタキサンチンの色だったのです。

ＥＰＡ・ＤＨＡを摂るためにナンキョクオキアミをお勧めする理由は次のとおりです。

- エゴマオイルでは上がらない血中のＥＰＡ濃度を上げることができる。
- 食物連鎖の最下層に当たるので、汚染物質が生物濃縮されていない。
- 南氷洋で取れるので海洋汚染されていない。
- 生物が生きてゆくために必要なすべての栄養を持つ完全栄養である。
- 抗酸化力が最強のアスタキサンチンを含有している。

アスタキサンチンとは

アスタキサンチンは、1938年、ノーベル化学賞を受賞したオーストリアの生化学者、リヒャルト・クーンらによってロブスターから発見されました。アスタキサンチンの「アスタ」はロブスターの属名Astacusにちなんで命名されました。

アスタキサンチンとは、別名「海のカロテノイド」ともいわれる赤色の天然色素で、脂溶性の成分です。

サケはもともと白身魚ですが、アスタキサンチンを持つオキアミなどのプランクトンを捕食することで自身の体にアスタキサンチンを蓄え赤色に染めます。

サケの稚魚は成長のために長い回遊の旅に出ます。海は外敵も多く、多くのサケはその成長の途中で天敵に捕食されます。にもかかわらず敵に見つかりやすい海面スレスレを泳ぐのは、そこに成長に不可欠な栄養があるからです。それがオキアミの持つEPA・DHAとアスタキサンチンです。

◎EPA　抗炎症作用と抗凝固作用があります。

◎DHA　脳と目の網膜と精液を作ります。頭と目がよくなったサケはいち早く敵を見つけ逃れることができます。また精液の量を増やし自分の遺伝子を子孫に残すことができます。

◎アスタキサンチン　長い回遊のストレスや厳しい環境によって体内に大量に発生した活性酸素から身を守り疲労を回復させます。さらに激流の川をさかのぼることを可能にします。

このアスタキサンチンは卵であるイクラに惜しみなく受け継がれるため、出産間際の雌の体からは赤みが消えるほどです。イクラのアスタキサンチンは孵化するまでの間、紫外線から卵を守る役割をしてくれるのです。

アスタキサンチンの抗酸化力は、βカロテンの10倍、コエンザイムQ10の800倍、ビタミンEの1000倍、そしてビタミンCのなんと6000倍です。

赤ダニはなぜ赤いのか

春先になるとベランダのコンクリートの上でウヨウヨしている赤いダニがいます。いつのまにか家の中まで入ってきて、潰すと血液のような色をしているので、血を吸われたのではないかと嫌われています。

長年、正体を知らなかったので調べてみました。

正式名は「カベアナタカラダニ」といいます。１９８０年代以降になって日本全域で発生していますが、その起源を遺伝子検査してみるとドイツ語圏内（ドイツ、オーストリア、スイス）だそうです。

あの不気味な赤い色は一体なんでしょう。日当たりのいいコンクリート壁は、強い紫外線と40度以上にもなる輻射熱にさらされています。通常のダニなら死滅してしまいます。その酸化ストレスから身を守るため「カロテノイド」という色素を持っているのです。

同じダニ類で、ミカンの葉上で強い日光にさらされているミカンハダニは、ミカン由来カロテノイドで抗酸化作用の強いアスタキサンチンを持っていることが知られています。

そこにヒントを得て、近年、法政大学と京都大学の研究グループが、この赤いダニの色素を分析したところ、その6割はアスタキサンチンであることが判明しました。

しかも赤いダニのアスタキサンチン濃度はミカンハダニの127倍もの量で、これまで知られている動物の中で最も高いレベルでした。

私たち地球上の動植物は、細胞の中にあるミトコンドリアで酸素と一緒に栄養を燃焼してエネルギーを得ています。

このときに「活性酸素」が生じます。活性酸素は周囲の細胞を酸化して老化させます。これを防いでくれるのが抗酸化物質です。そして抗酸化物質の頂点にあるのがアスタキサンチンなのです。

アスタキサンチン入りの化粧水は大変効果があるといわれていますが、その効果の主体が強力な抗酸化作用なのです。

茹でると赤くなるのが本物のアスタキサンチン

アスタキサンチンとは、自然界に広く分布しており、サケやイクラ、カニ、エビ、マダイなどに多く含まれている栄養素です。

アスタキサンチンは、生きているときはタンパク質と結合しているためくすんだ色をしていますが、加熱することでタンパク質と分離し、本来の鮮やかな赤色に変わります。カニやエビが茹でると色が赤くなるのはアスタキサンチンの特徴です。

マグロや牛肉は生では赤いですが、熱を通すと白くなるのでアスタキサンチンではないことがわかります。

サケはオキアミを捕食してアスタキサンチンを摂取し、オキアミはヘマトコッカス藻からアスタキサンチンを取り入れています。自然界ではこうした食物連鎖を通じて必要な栄養素を蓄積させていますが、養殖のサケはだんだん色が白くなってゆきます。そこで意図的にアスタキサンチン含有の餌を与えています。

サケの流通業者はその赤みにランクを付け、十分な赤みを持つサケは高値がつけられます。

キンギョやニシキゴイはアスタキサンチンによって鮮やかな赤に発色することが知られていますが、これらコイ科魚類は自然界でどうやってアスタキサンチンを摂取しているのでしょう。

池や沼が富栄養化するとアオコが発生して水面全体を塞いでしまいます。アオコは魚のエラにつまって呼吸困難を起こし、大量死の原因にもなりますが、悪いことばかりではありません。

ほどほどであれば、餌にもなりますし、光合成によって酸素を発生してくれるのです。まさに水清くして魚住まずです。

このアオコからゼアキサンチンというカロテノイド系色素を摂取し、体内でアスタキサンチンに代謝変換しているから鮮やかな赤を発色しているのです。

アスタキサンチンの人体での効果

地球上の生物が過酷な酸化ストレスから身を守るために保持しているアスタキサンチンをヒトが摂るとどのような効果があるのでしょうか。

◎美肌作用　肌は外界とのバリアですので、紫外線や感染、外傷、アレルギー抗原と常に戦っています。老化や免疫・栄養バランスの崩れによってバリア機能が衰えると、皮膚の老化や炎症、アレルギーや膠原病が起こります。アスタキサンチンの高い抗酸化力は皮膚の若々しさを保ってくれます。

◎血管の若返り　これまで動脈硬化を起こした血管年齢の若返りは不可能といわれてきましたが、近年、内臓脂肪から分泌される長寿ホルモン「アディポネクチン」が血管を若返らせることがわかりました。アディポネクチンは空腹のときに分泌されますが、アスタキサンチンによっても増加することが判明しました。

◎メタボリック症候群の改善　アスタキサンチンが誘導したアディポネクチンには脂肪

を燃焼し、血糖値を抑える効果がありますのでメタボの改善にも有効です。

◎目の機能を保つ　アスタキサンチンはカロテノイドの仲間です。カロテノイドは長い鎖状の構造で、中央で2分されるとビタミンAになります。ビタミンAは暗視力（暗いところで光を感じる視力）に関わるので、老眼によって衰えた視力を向上してくれます。

◎風邪やがんの予防　アスタキサンチン由来のビタミンAには肌や粘膜に潤いを与え抵抗性を増すことにより、風邪などの感染症やがんを予防します。またアスタキサンチンの高い抗酸化作用も細胞の損傷を防ぎがんを予防します。

◎不眠症の改善　アスタキサンチンは脳内のメラトニンという睡眠ホルモンの酸化を防ぎ、不眠症や時差ボケを予防します。

ストレスから距離を置こう

乳がんが見つかった人に話を聞くと、そのまえに大きなストレスを抱えていたということをよく耳にします。大腸がんになったご主人や認知症のご両親を長年介護して、ようやくカタがついてホッと胸に手を当てたとき、乳房のしこりに気づいた、という人が多いのです。

これはけっして不思議なことではありません。

動物の体は「性ホルモン」によって制御されています。その性ホルモンの量も常に一定であるように制御されています。

しかし一定量の性ホルモンでは、緊急時の対応ができません。そこで腎臓の上に付着している「副腎」に、緊急時に対応する「アンドロゲン」という「男性ホルモン」を蓄えています。このホルモンは別名「とうそうホルモン」といいます。

とうそうとは、敵と闘うのも「闘争」ですし、敵から逃げるのも「逃走」です。英語ではFight and Flight Hormoneといいます。Fightは「闘争」ですし、Flightは「高飛び」です。

ストレスという巨大な敵に立ち向かうときにこのアンドロゲンが分泌されますので、ストレスの多い男性は前立腺がんが生じやすくなります。

またアンドロゲンは脂肪細胞中の転換酵素によって女性ホルモンのエストロゲンに変化するため、乳がんや卵巣がん、子宮体がんの発生因子となります。

精神的なストレスが強まると、免疫力が低下してがん細胞を抑える力が弱くなります。また肉体的なストレスがかかると、活性酸素が増加して細胞が傷つき、その修復のためにがん細胞が増えてきます。

いずれにせよ、ストレスとがんは非常に密接な関係があります。

ストレスの原因をストレッサーと呼びます。ストレッサーのほとんどは人間関係です。こちらが誠意を尽くせば相手も変わってくれる、と期待するから裏切られるのです。

ストレッサーに対して何も期待しない、ただ吠える犬だと思って、近寄らないのが一番の解決方法です。

血液検査からどのようにストレス状態を判定するのか

かつて、がん、心筋梗塞、脳卒中が日本人の3大疾患といわれましたが、やがて糖尿病に首位の座を奪われ、今や精神疾患がそれを遥かに上まわっています。心の病の原因を血液検査から類推することができます。

◎EPA／AA比低値　脳細胞を作っているのはオメガ3脂肪酸のDHAです。それを妨げるのがオメガ6脂肪酸です。そこでDHAの前駆物質であるEPAとオメガ6のアラキドン酸（AA）の比を調べます。0・4より低いときは青魚やクリルオイルのサプリメントが必要です。

◎タンパク質・ビタミンB不足　タンパク質はアミノ酸から作られています。アミノ酸は神経の伝達物質の材料で、その補酵素がビタミンBです。肉や乳製品、卵の摂取量が少ないと神経が働きません。おかず中心に食べご飯を減らす「おかず食い」を推奨します。牛肉でいえば、「体重×5グラム」、たとえば体重60キログラムの人は1日に

300グラムの牛肉が必要です。

◎鉄・亜鉛不足　神経伝達物質を作る補酵素（補因子）は亜鉛、鉄などのミネラルです。血液中のフェリチン（貯蔵鉄）、血清鉄、亜鉛が少ないときは海産物、雑穀玄米で補給します。

◎ビタミンD　脳神経の受容体に働きかけるのがビタミンDです。「冬季うつ病」とは紫外線が少ない冬の間に脳の働きが悪くなってうつを発症することをさします。

◎好中球高値・リンパ球低値　血液中の白血球には交感神経の緊張によって高くなる好中球と、副交感神経によって高くなるリンパ球があります。細菌感染徴候がないのに好中球高値・リンパ球が低値のときは、ストレス過多の可能性があるので、ストレスの原因から逃れるべきです。

心の病で精神科にかかると、自殺や自傷を考えないように、抗うつ剤や睡眠薬のような向精神薬を処方されます。これらの薬は脳の働きを止めるために「ろれつ」が回らなくなって社会復帰がいっそう難しくなります。またそもそもの心の病の原因を何も解決してはくれません。

地区のこころの電話相談に連絡すること、栄養バランスの崩れを補正することをお勧めします。

ミトコンドリア

活性酸素を作るからミトコンドリアは悪者というわけではありません。酸素呼吸と有酸素運動ができるようになったために地球上の動物や植物は細菌から飛躍的に進化できたのです。

ミトコンドリアの遺伝子は私達が両親からもらった遺伝子とは全く異なるため、細胞に共生している他の生き物だといわれています。

ミトコンドリアの直径は1μmで真核細胞のわずか十分の一、ということは体積は千分の一ですが、1個の細胞中に300から400個存在しているので、細胞質の30～40%を占めます。

私達の体の6割は水ですので、残りの4割の30～40%ということは計算上は体の12～16%はミトコンドリアということになります。

ミトコンドリアの有酸素呼吸は無酸素呼吸の19倍ものエネルギーを産生しますので、ミトコンドリアは酸素が豊富でエネルギー消費の大きい組織に存在します。それは脳や心臓です。

脳や心臓そして卵巣は子供の頃にできあがってからは細胞分裂をしないので、そこに一度住み込んだら、生涯安定した生活が保障されています。

皮膚や力こぶの筋肉は細胞分裂が盛んなので、ミトコンドリアは棲みたがりません。だから力こぶの筋肉は酸素を利用せずに、筋肉中のグリコーゲンという糖を分解してエネルギー源としているのです。

筋肉は酸素を使わないので加圧トレーニングで血流を遮断しても安全なのですが、酸素を使う脳や心臓は数分間でも酸素が来なかったら細胞が壊死を起こします。

がんも細胞分裂が盛んです。どんどん腐っては新しいがん細胞を作っていますので、ミトコンドリアはそこに棲みたがりません。だから**がん細胞は酸素を使わずに糖質だけを分解してエネルギー源としている**のです。したがって糖質ばかりとっているとがんになります。またがんになると糖質をもっと摂りたくなるのです。

ミトコンドリアは細胞分裂が盛んなときそれを抑制します。それでも分裂を続ける細胞は自然死させます。すなわちがんにならないためにはミトコンドリアを増やす生活をすればいいのです。

ミトコンドリアを増やす生活とは

がんにならないためにはミトコンドリアを増やせばいい。

ミトコンドリアを増やすためには酸素と一緒に脂肪を燃焼する生活をすればいいのです。

それは次のとおりです。

◎有酸素運動　運動には無酸素運動と有酸素運動があります。青魚は一年中海面スレスレを泳いでいます。途中で疲れたからと海面に浮かんで休んでいる魚はいません。青魚を刺身にすると赤い色をしています。赤いのは血の色です。血は酸素を運びます。そして青魚は油がのっています。すなわち酸素と一緒に脂肪を燃焼する持続的運動はミトコンドリアによる有酸素運動です。有酸素運動を続ければミトコンドリアが増えますので、がん患者の生存率が向上するのです。

◎空腹・糖質制限　糖質を食べたときは血糖値が上がります。このときは血中の糖を燃やしてエネルギー源とします。しかし空腹のときでもエネルギーは必要です。心臓を動かしたり呼吸をしたり脳も働いているからです。これを基礎代謝といい1日の消費カロリーの6割を占めています。空腹のときに血中の糖を消費したら低血糖を起こしてしまいます。そこで脂肪を燃焼するようになるのです。脂肪はミトコンドリアで酸素と一緒に燃焼します。つまり1日に1回でも空腹を感じることがあればミトコンドリアが増えるのです。これが私の提唱する一日一食や16時間ダイエットです。空腹を感じなくても糖質を制限して肉や魚を食べればそれを燃焼するためにミトコンドリアは増えます。

◎睡眠　寝入りばなで熟睡したときは成長ホルモンがだくだく出て、酸素と一緒に脂肪が燃焼するので体温が上がります。寝る子は育つのも寝汗をかくのもこのためです。大人ではダイエットになり、体が若返ります。

◎寒さ　寒いときにガタガタ震えるのは筋肉中の糖を分解して熱に変えているのです。これは「震え熱生産」といいます。しかし普段から薄着をしている人はミトコンドリアが多いので震えなくても酸素と一緒に脂肪を燃焼して体温を上げることができます。これを「非震え熱生産」といいます。だから昔から寒稽古、寒中水泳、滝行、水ごりは健康法なのです。深部体温を上げる方法は拙著『体を冷やせば健康になる』（光文社刊）をご一読ください。

次は「糖化」についてお話しします。

第3章

精製した糖質をやめて糖質制限

糖質には糖毒性がある

古事記や日本書紀には、日本国を賛美して「豊葦原之瑞穂国《とよあしはらのみずほのくに》」と呼んでいます。「葦がしげり稲穂がみずみずしく育つ豊かな国」という意味です。

確かに米は日本人のソウルフードであり、ビタミン・ミネラルなどの必須栄養を豊富に含んだスーパーフードで完全栄養です。

完全栄養とは生物が成長するために必要なすべての栄養が過不足なく含有されている食品という意味です。

しかしそれを白米にしてしまうと、人体に対する作用は真逆なものになってしまいます。ビタミン・ミネラル・ポリフェノール・食物繊維は玄米の5分の1。砂糖と同じ糖質の塊です。

これを食べると血糖値が一気に上がり、その血糖値を下げるため膵臓からインスリンというホルモンが大量に分泌されます。それによって血糖値が一気に下がるのが「反応性低血糖症」。脳が働かなくなって睡魔が襲います。

血中の糖質は血管の内側のコラーゲンというタンパク質と結びついて、糖コラーゲンまたの名を終末糖化産物（AGE）という頑固なコゲを作ります。これが動脈を硬く変化させると「動脈硬化」になります。つまり糖は心臓病や脳卒中、認知症の原因になるのです。過剰な糖は脂肪に変換して貯蔵します。脂肪細胞の細胞膜に存在する糖輸送体（GLUT）がインスリンに反応して、糖を脂肪細胞に押し込んで脂肪に変換します。そのため白米は肥満や脂肪肝の原因となります。

高血糖状態が続くと、過剰な糖を尿中に排泄し始めます。これが「糖尿病」です。次第に腎臓の濾過再吸収機能が働かなくなると「糖尿病性腎症」になります。餌が十分にあると体は捕食器官を退化させます。餌を見つけるための目を退化させて「糖尿病性網膜症」に、獲物を追いかけるための足を腐らせて「糖尿病生壊疽」になります。

がん細胞もミトコンドリアと共生せずに糖質だけを栄養源としています。がん細胞は糖質の摂取で増殖し、より多くの糖質を要求します。あなたが**白米をやめられないのは、がんに支配されているから**かもしれません。

糖質は絶対不可欠なものではない

精製した糖質のことを「精製糖」と呼びます。白米、パン、麺、小麦粉、砂糖です。「白物5品目」ともいいます。

糖質は必須栄養ではありません。必須栄養とは体を構成、維持するために不可欠な栄養素のことで、ビタミン、ミネラル、必須アミノ酸、必須脂肪酸の4つを指しますが、必須糖質という言葉はないのです。

精製糖に異を唱えた人物が歴史上2人います。

1人は私が卒業した東京慈恵会医科大学の創始者、高木兼寛《たかぎかねひろ》です。海軍軍医総監だった彼は、当時軍隊に蔓延していた「脚気」の原因は白米であるとして、麦飯を海軍食として採用しました。その結果、1884年に巡航した軍艦つくば乗組員の脚気罹患者は23％から1％まで激減したのです。

しかし当時の陸軍軍医総監だった文豪森鴎外《もりおうがい》は、脚気の原因は感染症であり、それを防ぐ体力をつけるために白米5合を配給しました。その結果、日清・日露の両戦争では敵の弾に当たるよりも脚気で命を落とした兵隊が多かったのです。

精製糖に異を唱えたもう1人は英国クイーンエリザベス大学栄養学教授だったジョン・ユドキン（John Yudkin）です。彼は1958年に「This Slimming Business」という糖質制限によるダイエット本を執筆し、1972年には「Pure, White and Deadly」（邦題「純白、この恐ろしきもの―砂糖の問題点」）で砂糖は虫歯・肥満・糖尿病・心臓発作の直接の原因であると警告を発しました。

彼に敵対したのは砂糖研究財団（現米国砂糖協会）です。財団は低糖質の研究に危機感を持ち、虚血性心疾患の原因は糖質ではなく高脂肪食による高コレステロール血症であるという仮説をたてて、低脂肪高炭水化物食を推奨しました。そして当時のお金で5・7億円もの広告費をかけて「砂糖は生命を保つ」というキャンペーンを打ったのです。さらにハーバード大学研究者に5万ドルの資金を提供し「虚血性心疾患には飽和脂肪酸が関与、砂糖の関与は少ない」という論文を掲載させました（NEJM, 1967）。

この論文を書いたのがアンセル・キースという栄養学者です。

どうしてコレステロールが嫌われるようになったのか

アンセル・キースは米国ミネソタ大学の生理学教授です。戦後間もない1950年代のアメリカでは、心筋梗塞で亡くなる人の数が、ものすごく多かったのです。

その原因を調べたところ、心筋梗塞が多い一群が見つかりました。「家族性高コレステロール血症」です。遺伝子の異常によりコレステロールが過剰に作られて血中のコレステロール値が極度に高くなるのです。

そこで家族性高コレステロール血症の人達に、肉や油の摂取を控えさせたところ、血中のコレステロール値が下がったのです(あとでそれは一時的だとわかったのですが)。

そこで、「血中のコレステロール値が高いと心筋梗塞になる」、「肉や油を控えれば血中コレステロール値が下がる」と信じられるようになり、両者を合わせて「肉や油を控えれば心筋梗塞が生じにくくなる」という仮説を立てたのです。

アンセル・キースが中心となって日本、アメリカ、フィンランド、オランダ、イタリア、ユーゴスラビア、ギリシャで、食事と心筋梗塞の関連を調べる「世界7カ国共同研究」が行われました。その結果、心筋梗塞は北欧諸国に多く、地中海地方では少ないことが判明しました。

そこで「低脂肪高炭水化物の食生活が心筋梗塞を減少させる」という仮説が生まれたのです。これが「地中海食ダイエット」の誕生です。

動物性脂肪を控えて、植物性脂肪に変える。肉は控えて、卵は週に2個まで。黄身はなるべく食べない。オリーブオイルは毎日摂ってよい。ただしオイルはカロリーが高いので摂りすぎないように。パンや米、麺類、ポテトは毎日たっぷりと摂る、というのです。

彼の盟友であるハーバード大学マーク・ヘグステッドは、砂糖財団の支援も得て、連邦議会上院に意見書を提出し、動物性脂肪を制限した地中海食をアメリカの国民食として認めさせたのです。こうして砂糖善玉、コレステロール悪玉説が勝利しました。現在の米国人に多い超肥満体型はこうやって生み出されたのです。

アンセル・キースの死後になって、「世界7カ国共同研究」では、当時地中海食を全く摂っていなかった日本の方が心筋梗塞の死亡率が低かったのですが、彼はそれを意図的に削除改ざんしていたことがわかりました。

あぶらの都市伝説

あぶらの世界はスキャンダルにまみれてしまいました。オイル業界は洗剤や化粧品と並ぶ巨大産業であるため産学協同でデータが捏造《ねつぞう》されてきました。

動物性の脂を摂ると血中のコレステロール値が高くなる？

必要なコレステロールを腸から吸収し、不必要なときは腸から排出する「腸肝循環」があるので、食事によって血中のコレステロール値は変化しません。

玉子は1日1個まで？

動物性脂肪の摂取制限は必要ありません。

血中のコレステロール値が高いと心筋梗塞による死亡率が高くなる？

これは「家族性コレステロール血症」の場合です。それ以外では血中のコレステロール値が高い方が長生きです。

血中のコレステロール値を薬で下げた方が長生きになる？

コレステロールは細胞のまわりの細胞膜を作っている大切な栄養素で、細胞が傷ついているときに肝臓が生産してくれるのです。コレステロール降下剤を使うと細胞が修復されなくなりますので寿命は短くなります。

血中の悪玉（LDL）コレステロール値が高いと死亡率が高くなる？

ＬＤＬコレステロールは傷付いた細胞膜を修復するためにコレステロールを末梢まで運んでくれているので、値が高い方が長生きです。

動物性脂肪を摂ると太る？

脂肪はカロリーが高いのですが血糖値が上がらないので、脂肪細胞中の「ホルモン感受性脂肪分解酵素」によって脂肪が分解されて痩せます。

動物性脂肪のバターよりも植物性脂肪のマーガリンが健康的？

マーガリンやショートニング、ファットスプレッドは「トランス脂肪酸」と呼ばれる人工的な油です。これが体内に入り込むと、脳や神経や血管の細胞膜が偽の脂に置き換わってしまい、脳や神経の働きの機能が衰えます。

コレステロールは悪くなかった

日本でもいまだに「動物性脂肪とコレステロールは体に悪いので植物性脂肪を摂る人」「血中のコレステロール値を下げるためにコレステロール降下薬を飲んでいる人」がたくさんいます。

ところが実際には、「血液中のコレステロール値が低い人」、および「薬で血中コレステロール値を下げた人」は、死亡率が非常に高いという想定外のデータが出てきてしまったのです。

それどころか、一部の家族性高コレステロール血症の人を除けば、脳出血、肺炎、がんほか、すべての病気において、コレステロール値が高いほうが死亡率が低いことが判明しました。

コレステロールは細胞表面の細胞膜の材料です。それが高いからといって薬で下げたりすると細胞膜が修復されなくなってしまいます。

それより細胞が傷ついた原因を除くことが必要です。タバコや飲酒、精製した糖質の摂取、激しい運動や対人的ストレス、こうした原因をまず取り除くことから始めましょう。

コレステロールが悪物でないことがわかったため、医学会はそれに代わる新たな「悪玉」を作り上げたのです。ＬＤＬコレステロールです。

ＬＤＬは末梢にコレステロールを運ぶ「リポタンパク質」です。末梢に過剰に蓄積したコレステロールが動脈硬化を起こすとして、病名も「高脂血症」から「脂質代謝異常」と変更されたのです。

しかし傷ついた末梢の組織を治すために働いてくれているのですから善玉じゃないですか。実際に最近になって、ＬＤＬコレステロール値が高いほど、さまざまな病気の死亡率が下がるというデータが出てきました。長い間、あれほど〝悪玉〟扱いされていたＬＤＬが、実はいい奴だったというわけです。

つまり、コレステロールには、〝善玉〟も〝悪玉〟もないのです。コレステロールが高い食品は控えたほうがいいという説も間違っていたことが立証されてきたのです。

コレステロールはなくてはならない栄養素

コレステロールは細胞表面の細胞膜を作る大切な物質です。細胞膜には外部からの栄養や情報を取り入れる一方で、害毒をブロックする役割があります。

また脳の主成分もコレステロールですし、血管や神経の細胞膜を作っているのも、コレステロールです。

さらに男性ホルモン、女性ホルモン、副腎皮質ホルモンなどのステロイドホルモンやビタミンDもコレステロールから作られます。

このようにコレステロールは、私たちが健康でいるためには欠かせない、大変重要な物質です。体に必要なコレステロールの2割は食事で摂りますが、残りの不足した8割は肝臓や小腸や脳で作っているのです。コレステロールを摂りすぎても肝臓が胆汁酸として小腸に排泄します。必要なら腸管から再吸収され、不要なら便として排泄されます。

したがってコレステロールを摂ったからといって血中のコレステロール値は上がりませんし、食事制限しても血中のコレステロール値は減りません。

細胞が傷ついてその修復に必要だからコレステロール値が上がるのです。

しかも50代以降の女性の場合はコレステロールや血圧の値が高くても、心筋梗塞死亡率が増えないことが証明されています(NIPPON STUDY 80)。にもかかわらずコレステロール降下薬を飲まされ続けている人が非常に多いのです。

ガイドラインでは、糖尿病の人は心筋梗塞を起こしやすいので予防的にコレステロール降下剤を投与することになっていますが、糖尿病患者は糖をうまく利用できなくなっているので、細胞の中の「ミトコンドリア」というエネルギー器官が、脂肪から「ケトン体」という栄養素を作って利用しています。コレステロール降下剤はミトコンドリア毒で、ケトン体が作れなくなるので、糖尿病が悪化します。

認知症も脳の糖尿病といわれています。脳が糖を利用できなくなって、ミトコンドリアが作ったケトン体を利用しています。コレステロール降下剤によって、ケトン体が供給されなくなると認知症は悪化します。

「家族性高コレステロール血症」という遺伝病を持っている若い人以外は、コレステロール降下剤を飲んではいけないのです。

糖質の摂りすぎ――万病の元

糖質は肥満の原因です。

私たちの体は糖質と脂肪をエネルギーとして使い分けていますが、糖質は燃焼効率が悪くて、体に保存するには重たいので、軽くて燃焼効率のいい脂肪に変換して貯蔵するのです。

糖質は糖尿病の原因になります。

糖質を摂り続けると、体重が増え続けます。それでは敵から逃げることもできなくなります。そのため、私たちの体は糖を尿中に排泄するようになります。これが糖尿病です。

糖だけでなく大切な栄養も排泄してしまう「糖尿病性腎症」になり、透析が必要になります。また餌を捕まえるための視力と脚力が退化します。それが「糖尿病性網膜症」と「糖尿病性壊疽」です。失明して、足を切断しなければならなくなります。

糖質は動脈硬化の原因にもなります。

鍋で肉を焦がしても、キッチンペーパーで拭けばコゲが落ちます。しかし、ごはんやジャガイモを焦がしてしまうと、洗っても、こすっても、水でふやかしてもコゲはとれません。

同じことが血管の中でもおきています。精製した糖質をとると、血管の内側のコラーゲンというタンパク質とむすびついて、終末糖化産物（ＡＧＥ）という頑固なコゲを作ってしまいます。これが動脈を硬く変化させると「動脈硬化」になり、心臓病や脳卒中の原因になるのです。これを「糖毒性」といいます。

糖質はがんの原因にもなります

がんを発見するＰＥＴ《ぺっと》という検査があります。糖を点滴してから画像診断をすると、がんの部分だけが真っ赤に染まるのです。これは、がん細胞が通常の細胞よりも糖質を大量に取り込む性質を利用したものです。がんは、糖以外の栄養を使いませんから、精製した糖質をとると成長します。

私は精製した糖質を「白物5品目」と呼んでいます。**白米、パン、麺、小麦粉、砂糖を極力摂らない**ようにしてください。

糖質には食べ方がある

精製した糖質を摂らないでください、というと「米や果物も摂ってはいけないんですか？」と聞かれます。そういうわけではありません。糖には食べ方があるのです。

リンゴは皮を剥くと赤く酸化しますが、皮に覆われていれば酸化しません。これは皮に含まれているポリフェノールに「抗酸化作用」があるからです。

また、木になっているリンゴが動物にかじられても、数日経てば元通り皮が張ってきます。これを「創傷治癒作用」といいます。

さらに、皮のおかげでカビや細菌が侵入しません。これを「抗菌作用」といいます。

あらゆる野菜や果物の皮は外界とのバリアですので、紫外線や菌や草食動物から身を守るためのポリフェノールが含まれています。

ですから昔から「一個のリンゴは医者いらず」「An apple a day keeps the doctor away」といいます。リンゴに限らず果物や野菜を皮ごと食べれば、抗酸化作用によって肌や細胞を若返らせてくれます。また、傷ついた肌や粘膜を創傷治癒作用によって修復してくれるので、がんの予防にもなります。さらに、抗菌作用によって、細菌やウイルス感染を起こしにくくしてくれます。

しかし、皆さんは果物を食べるとき、皮を剥いていませんか。皮を剥いたら残ったのは果糖という糖質だけですから、糖毒性によって体は老化し太ります。

リンゴが皮ごとなら、ナシもカキも皮ごと。

キンカンが皮ごとなら、ミカンも皮ごと食べてください。

もちろんブドウもトマトもダイコンもニンジンも皮ごとです。

水でさっと洗って布巾でキュッキュと拭けば農薬の心配もありません。

白米も玄米に代えればスーパーフードです。ビタミン、ミネラル、食物繊維、ポリフェノールも5倍になります。雑穀玄米ならなおいいですね。

ただ体にいいからといって玄米にふりかけや漬物だけでは栄養バランスが崩れます。赤身の肉、青魚、緑黄色野菜、すなわち「赤、青、緑」をしっかり摂ってください。

糖質過多に注意

乳がん、大腸がん、子宮体がんの最大の危険因子は肥満です。ダイエットをしたいときは、まず糖質過多になっていないか血液栄養解析によるチェックが必要です。

◎HbA1c(ヘモグロビンエーワンシー)高値　血液中の糖はヘモグロビンと結合して、糖化ヘモグロビンとなります。過去数か月間高血糖だったことを示すので糖尿病の重症度を表します。

◎GA(グリコアルブミン)高値　血液中の糖はアルブミンと結合して、グリコアルブミンとなります。過去数週間高血糖だったことを示します。

◎1・5AG(イチゴエージー)低値　一番敏感な血糖値の検査です。過去数日間に血糖値がスパイクしていたことを示します。

◎総タンパク質・BUN低値　肉を避けていないですか。避けていなくても胃袋の大きさは一定ですので、糖質ばかり摂っていると下がります。
精製した糖質(93頁参照)を減らして、赤肉・青魚・緑野菜を摂りましょう。

◎ASTよりALTが高い 脂肪肝と判定します。習慣性に飲酒をする人はしばらく禁酒しましょう。飲酒しない人は「非アルコール性脂肪肝」で、原因は精製した糖質です。白米・パン・麺・小麦粉に砂糖をしばらくやめましょう。

◎フェリチン・銅・CRP高値 体に炎症があります。炎症は黄色サインで、それ自体が病気ではありませんが、放置するとがんや認知症を起こします。体のどこにも痛いところがなければ肝臓を疑いましょう。脂肪肝のあるときは「脂肪肝炎」といってより重症です。

◎クレアチニン低値 筋肉から出て、腎臓から排出される酵素です。低値のときは運動不足による筋肉量不足と判定します。

食べないダイエットは栄養不足、栄養バランスの崩れを起こしますので「食べるダイエット」が必要です。これはビタミン、ミネラル、必須アミノ酸、必須脂肪酸の4大必須栄養をバランスよく含み、食べても太らない食材をお腹いっぱい食べるのです。

糖質制限「食べるダイエット」食

糖質の過多は肥満、糖尿病、動脈硬化、がんを引き起こします。

そのため検査に引っかかった患者さんには糖質制限食を指示します。

しかし「白米もパンも麺も食べてはいけない」というと、「じゃあ何を食べればいいのか」と問い直されます。

確かに食べないダイエットはストレスです。そこで白米よりも美味しい物を、おなかいっぱい食べて痩せる食事法を指導しています。

◎朝はMEC食　MECはMeet（肉）、Egg（卵）、Cheese（チーズ）の頭文字です。全て良質のタンパク質で糖質はほとんど入っていません。肉はハムでもいいのですが加工肉なので、できればカルビ肉100グラムをフライパンで裏表焼いたら玉子をカンカンと二個入れて、ピザ用のチーズをパラパラとかけ蓋をして黄身が半熟になったらペロッと食べます。

◎昼はサバ缶サラダ　昼は糖質を摂ると無性に眠くなって午後仕事になりません。そこでサラダにします。ホウレンソウや水菜を生のままちぎってサバ缶をどかっと入れて、味が薄ければしゃぶしゃぶ用のごまだれをかけて調理用手袋をしてよく揉みます。

◎おやつはミックスナッツかチーズ　口が寂しくなると目の前のお菓子に手を出してしまいます。そこで引き出しやバッグの中にコンビニのミックスナッツを入れておきましょう。ナッツはダイエット中でもいくら食べても構いません。６Ｐチーズや裂けるチーズを食べてもいいですよ。

◎夜はグリルパン　仕事のある人は夕食の用意に時間をかけることはできません。そこで帰宅したらグリルパンかホットプレートの鉄板の上に玉ねぎ（半分／人）をスライスしてシメジ（半分／人）とキャベツをちぎって、その上に味付きカルビ（焼き肉のたれに浸した牛肉、２００グラム／人）を広げて、蓋をして保温します。15分後に蓋を取るとすき焼きができています。

これが「食べるダイエット」です。おなかいっぱい食べても糖質が制限されているので、太っているかたは月に3～4キログラム体重が減ります。

第4章

臨床試験が証明したビタミンDの抗がん効果

日本人の98%がビタミンD不足

1990年を境に欧米のがん死亡率は減少を続け、先進国の中で日本だけががん死亡率が増加し続けています。

どんなに検診をしても治療をしてもがん患者数は減らないので、がん死亡率も増加しているのです。がん患者数が増えている原因はなんでしょう。がんは生活習慣病ですから、生活習慣の違いがその原因だと考えられます。

2023年に慈恵医大の2つのグループが画期的な報告をしました。

一つは日本人の98%がビタミンD不足であること。2019年度に都内で健康診断を受けた18~91歳の男女約5500人の調査結果です。担当の越智教授は「できる範囲でいいので、日焼け止めをせずに日光を浴びるのが望ましい」「食事や日光浴からの摂取が難しいと感じたら、サプリメントも活用してほしい」と話しているそうです。

実は私が2019年に出版した『紫外線のすごい力』(主婦の友社刊)の30頁にも「当院の患者の98%がビタミンD不足」と書いてあります。

もう一つはビタミンDサプリ摂取でがんの死亡率12％減少するというもの。国際共同研究に参加した10万人を対象に、医学研究で最も信頼できる二重盲検比較試験を行ったところ「ビタミンDサプリメントの連日内服により、がんの種類に関係なく死亡率が12％減少していた」としています。

2014年にこれを支持する二つの報告がありました。欧米の8つの追跡調査を解析すると血中のビタミンD濃度が低い人はがん死亡率が1・7倍でした（British Medical Journal 2014）。同じ年に異なる研究者が異なる医学誌に乳がんと大腸がんの5つの追跡調査を解析したところ、血中ビタミンD濃度が高いときの乳がん死亡率は0・58倍でした（European Journal of Cancer 2014）。日本の国立がんセンターも独自調査でビタミンDが高いとがん死亡率が減少することを報告しています。

欧米人の多くは日光浴を習慣にしていますが、日本では1990年以降「美白ブーム」が浸透し、多くの人が紫外線対策をしていることががん死亡率の差に現れていると思われます。

なぜ美白ブームが始まったのか

かつて日本の若者は夏を迎える季節になると、海やプールに行って競って日焼けをしていました。お金の無い若者は縁側で我慢大会のように日光浴をしていましたが。

戦前の日本人の死亡率のトップは結核で、抗生物質がなかった頃の唯一の治療法は日光浴だったのです。人々は縁側で日光浴しながら談笑しました。

また新生児は壊れた血液の色素（ビリルビン）を尿中に排泄する力が弱いために「新生児黄疸」を起こします。また日光に当たらないと骨が弱くなって脚《あし》が曲がって歩けなくなります（くる病）。そのため母子手帳には日光浴がチェック項目にありました。

今から40年前のことです。南極観測隊に参加していた日本の気象庁の研究官が、南極直上のオゾン層が著しく減少しているのを発見しました。オゾン層は太陽から注がれる紫外線のうち、生物に有害なC波を遮断してくれる働きがあります。このオゾン層が破壊されオゾンホールができることで、皮膚がんや白内障のリスクが高まると警告されました。

それに過剰に反応したのが日本の皮膚科医と化粧品業界です。「紫外線対策キャンペーン」によって美白ブームが到来したのです。

しかしこの30年間で日本の皮膚がん死亡率は全く増加していません。それどころか前述したように、日本人の98%がビタミンD不足になって、がん死亡率も倍増したのです。

日光浴してくださいというと、「がんになるよりシミができる方が嫌だ」という不埒者もいます。

しかし、考えてみてください。紫外線がシミの原因であるとしたら、紫外線をいちばんよく浴びる額や鼻の頭にシミができるはずです。ところが、女性の顔のシミの多くは、頬骨に一致してできます。これは洗顔のときに一番こする場所です。しかもそのシミの性状は、ナイロンタオルで背中をこすり続けたときにできる「黒皮症」とほぼ一致しています。

なぜ頬骨の上にシミができるのか

なぜ女性が頬骨の部分を強くこすらなければならないのでしょう。それは汗落ちしないファンデーションのせいです。

なぜ汗や水で流れ落ちないのか。それは基剤（下地）にシリコン樹脂が使われているからです。シリコン樹脂は、強力な接着剤ですから通常の石けんでは洗い流せません。

そこで洗顔料には、「ラウレス硫酸ナトリウム」という合成洗剤が使われています。この洗剤の別名は「アルキルエーテル硫酸エステルナトリウム」といって食器洗いや洗濯用に使われている劇薬扱いの合成洗剤です。こんなもので洗えば皮膚のバリアである角質、皮脂、善玉菌が破壊され、乾燥性皮膚炎やアレルギー性皮膚炎、細菌性皮膚炎を起こします。

それを防ぐために角質が増殖した状態を擦過性皮膚炎（黒皮症）といい、シミの正体なのです。シミができると、それを隠すためにさらに濃い化粧をするという悪循環に陥っているのです。

そんなとき世界で最も信頼されている科学雑誌の「ネイチャー」にショッキングな報告

が掲載されました。

サンスクリーン剤を使ったり紫外線対策をしている人はビタミンD欠乏症になって、次のような疾患が優位に増えるというのです。

・がん：乳がん、大腸がん、前立腺がん、膵臓がん
・アレルギー・自己免疫疾患：1型糖尿病、リウマチ性関節炎、多発性硬化症
・精神科疾患：うつ、認知症（アルツハイマー病）、統合失調症
・呼吸器疾患：結核、インフルエンザ、肺活量低下、ぜん息
・循環器疾患：高血圧、心筋梗塞、心不全、末梢血管疾患
・臓器不全：肝不全、腎不全、腸の吸収不全
・不妊症：妊娠中毒、帝王切開、新生児疾患
・運動機能障害：骨粗しょう症、関節炎、骨軟化症、くる病、筋力低下、筋肉痛

どうしてビタミンD不足がこれほど全身の病気を引き起こすのでしょうか。

ビタミンDは実はビタミンではなかった

ビタミンとは、さまざまな生理作用を活性化する栄養素、または活性化する酵素の働きを助ける補酵素の役割を果たしている栄養素で、体内でつくりだすことができない微量な有機物のことをいいます。

しかしビタミンDは、皮膚に紫外線を当てることによって体内でも作られます、**すなわちビタミンDは実はビタミンではなかった**のです。では、その正体は何なのでしょうか。

ビタミンDはコレステロールから作られ、ステロイド骨格を持っています。

ステロイドには次の種類があります。

◎コレステロール　細胞膜を構成します。

◎性ホルモン　全身の性的な特徴の発現と機能に関与します。男性ホルモン（アンドロゲン）、女性ホルモン（エストロゲン・黄体ホルモン）。

◎副腎皮質ホルモン　血糖値を保つ糖質コルチコイド（コルチゾール）は炎症を抑え、免疫機能が過剰に働かないようにコントロールします。ナトリウムを再吸収して血圧を維持する鉱質コルチコイド（アルドステロン）があります。

◎ビタミンD 血中のカルシウム濃度を維持します。

これらステロイドホルモンは局所の臓器だけでなく、全身に影響を及ぼします。それは全身のすべての細胞にステロイド受容体があるからです。

受容体は「ホルモン・自律神経・免疫系」からの情報伝達物質と結合し、細胞核内の遺伝子DNAへ情報を伝えます。その指令に基づき細胞は目的とする酵素などを作り出します。受容体には次の2つがあります。

◎細胞膜受容体 細胞膜はコレステロールなどの脂質でできているためペプチドホルモン（成長ホルモン）やカテコールアミンなどの水溶性伝達物質は細胞膜を通過できず細胞膜上の受容体に結合し、細胞内シグナル伝達を介してDNAへ指令を送ります。

◎核内受容体 ステロイドホルモン（性ホルモン・ビタミンD）やアミノ酸誘導体ホルモン（甲状腺ホルモン）などの脂溶性伝達物質は細胞膜を通過して核内受容体に直接結合してDNAに指令を出します。ビタミンDは全身の細胞の核内で遺伝子に直接指令を出すのです。

ビタミンDは眠っている遺伝子機能を呼び覚ます

それでは、ビタミンDが核内受容体に受け取られると、どのような働きをするのでしょうか。

地球上に生物が誕生してから35億年。その間、生物は進化と滅亡を繰り返してきました。すなわち今日地球上に生存している生物は、どれも過酷な環境を生き抜く生命力を持っているのです。

私達人類の遺伝子は2万個以上あるといわれています。その中には飢餓に耐え抜く「空腹遺伝子」、子孫を残すための「繁殖力遺伝子」、傷を治し体を若返らせる「修復遺伝子」、長生きするための「長寿遺伝子」、そしてがんに打ち勝つための「抗がん遺伝子」などがあります。

これらの生命力遺伝子は、満たされた環境の中では働く必要がありませんのでスイッチがオフになっています。

すなわち現代人の便利で快適な生活においては生命力遺伝子は働かないのです。

文明が進歩し飽食の時代になるとがん罹患率や死亡率が増加するのはこのためです。現代人の多くが老いと病と死の恐怖に晒されているのです。

ビタミンDが核内受容体と結合すると、遺伝子機能が発現（活性化）します。ヒトのもつ2万個の遺伝子のうち、ビタミンDは少なくとも200以上の遺伝子の発現を促しているといわれています。

具体的なビタミンDの働きには、骨や筋肉などの組織の成長のみならず、全身のホルモン・自律神経・免疫系に働きかけています。そのため、ビタミンDが不足すると、全身にさまざまな病気が起こりやすくなるのです。

ビタミンD不足ががんの死亡率を上げている！

かつてのアメリカは「がん大国」で、がん死亡率が日本の2倍でした。やがて日本も経済的に発展するに従ってがん死亡率が増加し、1990年代にアメリカのがん死亡率が減少に転じたのをきっかけに、今や日本のがん死亡率はアメリカの2倍になってしまいました。私が専門の乳がんでも日本はがん死亡率が上昇し続けていますが、欧米では減少してきています。

がんは生活習慣病といいますが、どのような日米間の生活習慣の違いががん死亡率の差を生み出しているのでしょうか。

それは日本の「美白ブーム」です。オゾンホールを通過して有害な紫外線が地上に降り注げば皮膚がんが急増する、と皮膚科医と化粧品会社が紫外線対策を呼びかけたため、今や日本で日光に当たることは害悪とされています。しかし、この30年間、日本人の皮膚がん死亡率は増加していません。それどころか、ビタミンDは紫外線に当たることで皮脂のコレステロールから作られるため、多くの日本人がビタミンD不足となり、がん死亡率が上昇しているのです。左記にビタミンDとがんに関する情報を羅列します。

◎ビタミンD欠乏症は心・肺・肝・腎・脳・消化器の機能不全をきたし、免疫・ホルモン・自律神経の異常をきたします（Nature 2011）。

◎ビタミンDが不足するとがん死亡率は1・7倍（British Medical Journal 2014）。

◎血中ビタミンD濃度が高いときの乳がん死亡率が0・58倍、大腸がん死亡率は0・64倍（European Journal of Cancer 2014）。

◎日本人の約9割がビタミンD不足（国立環境研究所 2016）。

◎ビタミンDが低いと甲状腺がん以外のがん罹患率が高くなる。ビタミンDが高いとがん死亡率が減少（国立がん研究センターJPHC研究JAMA 2018）。

◎日本人の98％がビタミンD不足（慈恵医大 2023）。

◎ビタミンDサプリ摂取でがんの死亡率12％減少する（慈恵医大 2023）。

血中の25OHビタミンD濃度を調べて、もし低いときは日焼けするか、ビタミンDのサプリメントを内服してください。

ヨーロッパではビタミンDが配合された強化食品やサプリメントを日常的に摂取することが一般的で、医者や政府からも推奨されています。

血中ビタミンD濃度を定期的にチェック

私の専門である乳がんについては、厚生労働省は「乳がん検診は早期発見・早期治療につながり、集団の死亡率が下がる効果が科学的に証明されている」としています。現在のところ、乳がん検診の健康保険による対象者は、乳がんを発症しやすくなる40歳以上で、受診間隔は2年に1回です。

私の乳がん患者さんの中には、2年に1回の乳がん検診を受けていたにもかかわらず、乳がんになってしまったという方もいます。それはそうです。いくら検診を受けても予防にはなっていないので、がん患者さんの数は増えるばかりなのです。ましてや、腫瘍マーカーを調べる血液検査で「異常なし」と判定されたとしても、それは遠隔転移を発症していないという意味で、このときすでにがんを発症しているかもしれないのです。

厚生労働省が推奨する胃がん、肺がん、大腸がん、子宮頸がんについても、全く同じであるといえます。

それでは、どうしたらよいのでしょうか。がんになりやすい人を事前に見つけて生活指導を行えばいいのです。

遺伝子検査でがんになりやすい人を見つけることもできますが、多額の費用がかかります。

血中のビタミンD濃度のチェックなら費用も安く、ビタミンDを投与することにより、がん死亡率を減少させることもできます。

そこで、お勧めなのが「血液栄養解析」といって、体内の栄養状態を調べる血液検査です。血液検査ですから、体への負担はほとんどありませんし、ビタミンDだけでなく亜鉛・マグネシウム・鉄などの重要ミネラル、必須脂肪酸のＥＰＡ・ＤＨＡ、タンパク質不足・糖質過多などの栄養バランスの崩れを調べることで、現在、体の中でどのようなことが起きているか、将来的にどのような病気を発症しやすいか、それに対してどのように対処したらよいかがわかります。

ぜひ、**血液栄養解析を受けて、現在の健康状態を確認することをお勧めします。**

血液検査の結果を使えば病気が予防できる

皆さんは、会社の検診や人間ドックで毎年採血をされていることと思います。なかには病院で年に何度も採血検査されている人もいるでしょう。

血液検査は何十項目に及び、その一つ一つに貴重な情報が含まれています。その情報をもとに生活指導を行えば、がんなどの生活習慣病を予防することができるのです。

しかしほとんどの主治医は検査についてろくに説明しません。検査用紙を渡さない医師もたくさんいます。せっかく行った血液検査が闇に葬られているのです。

「ちょっと値が高いけど、まだいいや」という医師もいます。これは「まだ薬を使うほどではない」という意味で、「そのまま放っておいて数年後に異常をきたしたら薬を使おうね」、という意味です。

血液検査で異常値が出るのは全体のわずか5%。

では、残りの95%は正常値かというとそうではなく、検査伝票には正常ではなく「基準値」と書いてあります。

この基準値は、病気を持っていない多数の人（多くの場合、検査会社の社員です）を採血し、下2・5％と上2・5％の結果を「異常値」、残りの95％を「基準値」としているのです。

しかし、基準値となった人たちの中には、タバコを吸っている人、メタボの人、偏食の人などが含まれています。その多くは、将来病気になる可能性の高い、現時点では未だ病気にあらずと書いて「未病」の人たちです。

近年、血液検査の結果から未病値をあぶり出して、栄養・生活指導する試みが行われています。これを「血液栄養解析」といいますが、血液検査の結果から栄養状態を判読できる医師はごく少数です。自分の身体は自分で守らなければなりません。

そこで皆さんに血液検査の読み方をお教えしましょう。

低い方が問題の項目

次の項目は高いときばかり注目されますが、実は低いときの方が問題なのです。

◎BUN（尿素窒素）　タンパク質の最終代謝産物です。従来この値が高いときは、腎障害と判断します。栄養学的には、低値のときはタンパク質不足または代謝に必要なビタミンB不足と解析します。

◎クレアチニン　筋肉から出て、腎臓から排出される酵素です。従来高値のときは腎機能低下と判定されます。栄養学的には、低値のときは運動不足による筋肉量不足と判定します。

◎総コレステロール・LDLコレステロール　従来高値のときは、動脈硬化を起こしやすいと判定されました。しかし50代以上の女性の場合、コレステロールが高くても心筋梗塞の死亡率と関係ありません。コレステロールは細胞を修復する成分で、性ホルモンやステロイドホルモンの材料ですので、薬で下げるべきではありません。低値のときには、タンパク質や良質の脂質不足と判断し、がんやうつの原因とします。

◎γ《ガンマ》GTP　胆道系の酵素で、従来高値のときは肝臓や胆道の病気と判断されました。栄養学的には、低値のときは酵素をつくるタンパク質不足と判定されます。

◎AST、ALT（旧名GOT、GPT）　肝臓の酵素で、従来高値のときは肝臓障害といわれました。栄養学的には、低値のときは材料になるタンパク質およびビタミンB6の不足と判定します。またALTがASTより高いときは、脂肪肝と判定します。

◎LDH　心臓、肝臓、血液、筋肉に含まれる酵素です。従来高値のときは、それらの臓器障害と判定されました。栄養学的には低値のとき、ビタミンB3（ナイアシン）不足と判定します。

◎アルカリフォスファターゼ（ALP）　従来高値のときは胆道系の流れが悪いと判定されました。栄養学的には低値のとき、亜鉛・マグネシウム不足と判定します。

ミネラル不足の場合

生物が生きてゆくためにはエネルギーが必要です。体内で脂肪や糖質が燃焼する、といいますが、実際に燃えているわけではありません。分解されるときにエネルギーを発することを指しているのです。

生物学では分解することを「異化」、合成することを「同化」といいます。細胞の中で行われているこうした物質の変化を「代謝」といい、全て化学反応です。

こうした化学反応を起こすために必要なのは「触媒」です。体内でその役割を果たしているのが「酵素」です。酵素は単独で働くことは少なく、その働きを助けるのが「補酵素」つまりビタミンです。ミネラルも酵素の働きを助けるので「補因子」と呼ばれます。

亜鉛、マグネシウム、鉄は3大ミネラルと呼ばれ、この補酵素の働きをしているので必須栄養です。

血液検査により、ミネラルが不足していることがわかったら、それを補う食事が必要になります。

◎亜鉛不足　亜鉛は300種類以上の酵素を活性化するのに必要なミネラルです。亜鉛の不足は細胞修復に支障をきたし、がんの術後の経過も悪化させます。魚貝類やサプリメントの摂取を推奨します。

◎マグネシウム不足　カルシウムは筋肉を緊張、マグネシウムは緩めます。こむら返りや筋肉がつるときはカルシウムとマグネシウムの合剤を飲めば直ります。

◎鉄不足　血色素量（ヘモグロビン）が低いと貧血ですが、それを増やすためには材料になる鉄が必要です。その鉄を体に蓄えるタンパク質がフェリチンです。銀行預金（フェリチン）が少なくなると、手持ちの現金（血清鉄）が少なくなり、最後は貧しくなります。貧しい血液と書いて貧血と呼びます。ですからまずフェリチンに注目して、低値の場合、鉄とタンパク質を補充します。鉄を多く含んでいるのは赤身の肉、青魚、色の濃い野菜です。すなわち「赤・青・緑」を摂りましょう。

がん死亡率と直結する検査数値

がんを体験した方は、なんとかがんが再発しないことを願っています。そこで術後抗がん剤や放射線治療を受けるのですが、これらは副作用が多い割に効果には限界があります。成人の固形腫瘍（しこりを作るがん）の中でも、あらゆる治療の効果が高いのは乳がんです。それでも生存率の改善度は、ホルモン療法で25％、抗がん剤で28％、放射線では3〜5％です。

乳がん学会のガイドラインでも食事と運動の改善が生存率を改善する、と記載されているのに、術後食事や運動の指導をする外科医はほぼ皆無です。以下の3点については生存率改善のエビデンス（科学的根拠）があるので、チェックしてください。

◎ビタミンD低値　欧米の8つの追跡調査を解析すると血中のビタミンD濃度が低い人はがん死亡率が1・7倍でした（British Medical Journal 2014)。ということは「ビタミン

Dが高いときはがん死亡率が1÷1・7倍＝0・58倍」になるはずです。同じ年に異なる研究者が異なる医学誌に乳がんと大腸がんの5つの追跡調査を解析したところ、血中ビタミンD濃度が高いときの乳がん死亡率なんとぴったり0・58倍でした（European Journal of Cancer 2014）。日本の国立がんセンターも独自調査でビタミンDが高いとがん死亡率が減少することを報告しています。

◎EPA／AA比低値　サラダ油に含まれるオメガ6脂肪酸は体内でアラキドン酸（AA）に変化し炎症を起こします。一方、オメガ3脂肪酸のEPAは抗炎症作用があります。九州大学が福岡県の久山町の住人6千人を60年以上にわたって追跡調査した結果、EPA／AA比が低いとがん死亡率1・93倍にもなることが判明しました。

◎クレアチニン低値　クレアチニンは筋肉の分解産物です。運動不足の時には低値を示します。がん患者が一日30分以上有酸素運動したときは15年後の生存率が33％も向上すると報告されています。

マルチビタミンの安易な服用ががんを増やす

健康産業新聞の性別・年代別の健康食品ランキングは、以下の通りです。これを見ると、ビタミン類のサプリメントの人気が見てとれます。

◎30～40代男性：マルチビタミンミネラル類、亜鉛、ビタミンC
◎30～40代女性：マルチビタミンミネラル類、ビタミンC、乳酸菌
◎50代以上男性：DHA／EPA、乳酸菌、ブルーベリー
◎50代以上女性：DHA／EPA、ビタミンC、ブルーベリー

ビタミンのサプリメントは体によいのか、がん専門医の立場から解説します。

◎ビタミンA・βカロテン　ともに細胞を増殖させるビタミンです。目の健康、肌や粘膜の健康、感染症予防には効果があるとされ、発展途上国では乳幼児に投与されています。しかし、がん発症率を調査した信頼性の高いくじ引き試験では、ビタミンAやその前駆物質であるβカロテンは、肺がん発症率を28％、全死亡率は17％増加しました

（米国CARET試験）。

◎葉酸・ビタミンB12　タンパク質の代謝において、ホモシステインという物質が過剰になると動脈硬化を引き起こし、心筋梗塞の原因となります。この物質を必須アミノ酸のメチオニンに変えるのが葉酸とビタミンB12。そのため、狭心症や心筋梗塞の患者さんが長期間内服することが多く見られます。しかし、ノルウェーの研究では、がん罹患率が18％、がん死亡率が38％増加し、病気全体の総死亡率も16・7％増えました。

◎高濃度ビタミンC　ノーベル化学賞と平和賞をあわせて2度受賞した科学者ライナス・ポーリングが提唱した高濃度ビタミンC療法は、がん死亡率を減らすと期待されました。しかし、メイヨークリニックが2度行ったくじ引き試験では有効性が否定されました。

◎ビタミンE　抗酸化作用が高いので若返りビタミンとして人気ですが、長期服用によって、全死亡率が増加し、また前立腺がんのリスクが増加すると報告されています。

マルチビタミンを飲んでいれば安心というのは大きな間違いです。安易な摂取は慎むことです。

ビタミンD欠乏症

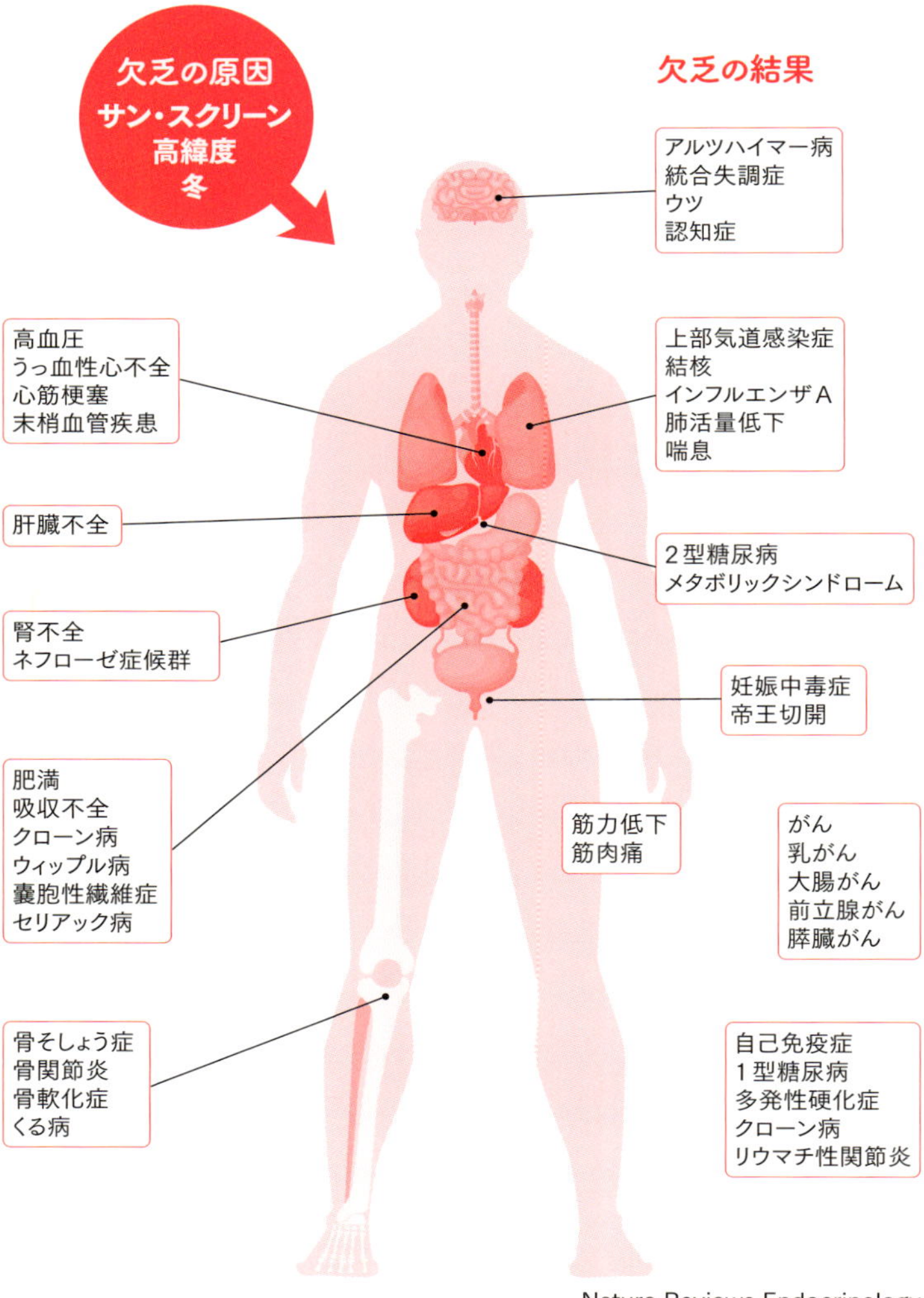

Nature Reviews Endocrinology

第5章

子孫繁栄に不可欠なDHA

歌い継がれた小学校唱歌

「赤い鳥小鳥　なぜなぜ赤い　赤い実を食べた」

これは北原白秋《きたはらはくしゅう》作詞の童謡「赤い鳥小鳥」の冒頭です。

この歌を小学校で歌っていた当時の私は、「そんな馬鹿なことがあろうか、赤い鳥は何色の実を食べても、生まれつき赤いんだ」と笑っていました。

アフリカの沼地に住むフラミンゴの体は、「フラミンゴピンク」と呼ばれる鮮やかな赤い色をしています。

このフラミンゴを捕えて日本の動物園に連れてくると、わずか2か月で真っ白になってしまいます。**生まれつき赤い色をしているフラミンゴはいない**のです。

なぜ赤いのか？

その答えはフラミンゴの食べ物にあります。

フラミンゴが棲んでいる沼地の水面には「スピルリナ」という藻《も》が繁殖しています。

そしてフラミンゴのクチバシは「への字」に曲がっています。これは頭を逆さまに下げて水面の藻をすくうときに、上クチバシがスプーン状になるためです。

フラミンゴのクチバシには細かい歯が生えています。この歯の隙間から口に溜まった水を排出して、口内に残った藻を食します。これを「濾過摂食」といいます。

藻は光合成を行っています。光合成は「葉緑体」によって行われます。葉緑体の中には葉緑素（クロロフィル）と呼ばれる色素があります。

スピルリナの色素は「βカロテン」という赤い色をしています。**赤い色素を持った藻を食べているのでフラミンゴは赤い**のです。

ちなみに動物園のフラミンゴは赤い色を保つために、赤い色をしたプランクトンの「オキアミ」を与えています。

生まれつきサーモンピンクのサケはいない

冬の味覚サケの身は、「サーモンピンク」と呼ばれる鮮やかな赤い色をしています。また その卵のイクラもそれ以上に鮮やかな赤い色をしています。

ところが、鮭を湖など淡水で養殖すると、身は白く、卵は数の子のように淡い黄色になってしまいます。

すなわち生まれつき赤い色をしているサケはいないのです。

ではなぜサケやイクラは赤いのか？

川で産まれたサケは、やがて川を下って北洋を回遊し、約3、4年で産まれた川に戻ってきます。これを「母川回帰」と言います。

石狩川で生まれたサケは石狩川の匂い記憶を頼りに石狩川に帰ってきます。十勝川のサケは十勝川に戻って産卵をします。石狩川のサケと十勝川のサケは交雑しないで、何百万年もの間母川回帰を繰り返していますので、遺伝子DNAを調べればどこの生まれのサケだかわかるほどです。

さて北洋を回遊するサケはオキアミを食べて成長します。オキアミが赤いから、それを食べたサケの身が赤いのです。

それではオキアミを捕まえて水槽で飼ってみましょう。しばらくするとオキアミは透明になってしまいます。

生まれつき赤いオキアミはいないのです。

ではなぜオキアミは赤いのか？

オキアミは海面に浮かぶ「ヘマトコッカス」という藻を食べているのです。藻は光合成を行っています。光合成は「葉緑体」によって行われます。葉緑体の中には葉緑素と呼ばれる色素があります。

ヘマトコッカスの色素はスピルリナと同じ「βカロテン」という赤い色をしています。

赤い色素を持った藻を食べているのでオキアミは赤いのです。

そのオキアミを食べているのでサケやイクラは赤いのです。

シロナガスクジラはオキアミを食べるために進化した

地球上で最も大きな哺乳類シロナガスクジラは体長30メートルに達します。祖先はウシやシカ、ラクダと同じ、蹄《ひづめ》が二枚ある偶蹄類で、カバの近縁です。

哺乳類ですから、祖先は4本の足と歯を持っていました。

その証拠にクジラの肛門の付近には寛骨《かんこつ》という後ろ足の痕跡が残っています。

歯は退化して、上顎に「クジラひげ」という細かい繊維が生えています。巨大な体を維持するためには丈夫な歯でマグロやサバなどの大型魚類をバリバリと食べた方が効率がいいでしょう。事実マッコウクジラには鋭い歯が存在します。

シロナガスクジラの歯がなくなったのは退化ではなく、あるものを効果的に食べるために進化したのです。

何を食べるためか。それはオキアミです。

シロナガスクジラは大きな口を開けて海面を遊泳します。喉《のど》にはウネと呼ばれる蛇腹があり、海水で大きく膨らみます。やがて口を閉じると、ウネを収縮させます。するとクジラひげの間から海水が勢いよく排出されます。そして口の中に残るのは一日3トンものオキアミなのです。これもフラミンゴと同じ「濾過摂食」といいます。

オキアミは体長3~6センチのエビによく似た甲殻類です。韓国料理で「あみの塩辛」として売られているのはエビの一種で別物です。

釣りの餌や桜エビの代用として使われることがあり、日本近海の「ツノナシオキアミ」と南極で捕れる「ナンキョクオキアミ」があります。

後者のナンキョクオキアミから採れるオイルが本書で紹介する「クリルオイル」なのです。

ではフラミンゴやサケやシロナガスクジラはなぜ藻やオキアミを食べるのでしょう。

それは子孫繁栄に不可欠な「必須栄養」が含まれているからです。

必須栄養とは？

ここで必須栄養について説明しましょう。

ヒトが生きてゆくために不可欠で体内で合成できない栄養は毎日の食事から摂らなくてはいけません。

これを「必須栄養」といいます。

体の中では様々な化学反応によって、組織を作ったり（同化）、分解してエネルギーを生成したり（異化）しています。この反応を起こしているのが「酵素」で、タンパク質からできています。

この酵素の働きを助けるのが「補酵素」と「補因子」で、それぞれ「ビタミン」「ミネラル」と呼ばれます。ビタミンやミネラルも体内で合成することができないので食事によって摂取しなければなりません。

また私たちの体は「タンパク質」と「脂肪」からできています。

タンパク質はアミノ酸からできています。アミノ酸の多くは体内で合成できますが、9種類のアミノ酸は体内で作ることができないので「必須アミノ酸」と呼ばれます。

脂肪は脂肪酸からできています。いくつかの脂肪酸は私たちの健康を維持するために不可欠ですが体内で作ることができません。そのため「必須脂肪酸」と呼ばれます。

つまり必須栄養には「ビタミン」「ミネラル」「必須アミノ酸」「必須脂肪酸」があります。

タンパク質と脂肪は体内で燃焼するエネルギー源にもなりますが、エネルギー源にはほかに糖質があり「3大栄養素」と呼ばれています。

食事においてタンパク質と脂肪は「おかず」と呼ばれ、糖質は主食と呼ばれています。そのため忙しいときは「おにぎり」や「菓子パン」や「麺類」だけで済ましている方が多いのです。

しかし糖質は体内で作ることができるので「必須糖質」という言葉はありません。糖質は摂らなくても生きてゆけますが、必須栄養を摂らないと生きてゆくことはできないのです。

藻に含まれる必須栄養とは

フラミンゴは藻を食べ、サケやシロナガスクジラが食べているオキアミも藻を食べています。

それでは藻にはどのような必須栄養が含まれているのでしょうか。

藻は植物ですから、生きてゆくために必要なエネルギーを得るために光合成を行っています。光合成とは「日光のエネルギーによって水と二酸化炭素からブドウ糖と酸素を作る」反応です。

この光合成を行っているのが「葉緑体（クロロフィル）」です。

葉緑体はオメガ3脂肪酸の「αリノレン酸」でできています。

植物は自分の体を作り生命を維持するために必要な栄養は、すべて自前で作ることができます。

ところが動物は自分で作ることができないので必ず摂取しなければならない栄養があります。これを必須栄養といいます。**草食動物はこの必須栄養を体に摂り入れるために植物**

を食べます。植物に含まれるαリノレン酸を生殖に必要なDHAに変換するのです。

フラミンゴは草食動物なので藻を食べることによって体内でDHAに変えます。

しかし藻や植物を食べても、体内でDHAに変えることができない動物もいます。彼らは草食動物を食べることによって、DHAを体に摂り入れるので「肉食動物」といいます。

オキアミはヘマトコッカスという藻を食べてαリノレン酸を体に摂り入れ、体内でDHAに変換します。

シロナガスクジラは肉食動物なので藻を食べても自前でDHAを作ることができません。そこでDHAの豊富なオキアミを食べるのです。

サケは雑食性ですので藻を食べても体内でDHAに変換することはできるのですが、オキアミの方が藻よりもはるかに多くのDHAを持っているのでオキアミを食べてサーモンピンクの筋肉を得ます。

DHAは生物の生存に不可欠

自然界においては脳が発達した子どもだけが生き残ることができます。また敵をいち早く見つけるために視力が優れていることが必要不可欠です。さらに子孫を残すためには精力が強くなければライバルに打ち勝つことができません。

DHAの働きは、脳細胞、目の網膜、そして精子を作ることです。

ここまでお話しすれば生物が自分の体型を変えてまでなぜ藻やオキアミを食べるのかおわかり頂けると思います。

フラミンゴは沼の水面に浮かんでいるスピルリナという藻を食べます。藻は葉緑体によって光合成を行っています。葉緑体の主成分はオメガ3脂肪酸である「αリノレン酸」です。αリノレン酸はフラミンゴの体内でEPAに、EPAはDHAに変換されます。血中のDHA濃度が高くなったフラミンゴは精力アップして子供を作ります。

サケは川を遡上して川上で産卵します。そこに雄のサケが争って射精をします。このとき子孫を残せるのは海を回遊したときにオキアミを腹一杯食べたサケなのです。オキアミはヘマトコッカスという藻を食べて体内でＤＨＡを作ります。そのＤＨＡが精子量を増やすからです。

シロナガスクジラもオキアミを腹一杯食べて子孫を残します。

さらに動物の母親はＤＨＡを積極的に子ども達に与えます。フラミンゴは喉にある「素《そ》嚢《のう》」という袋の中に貯めたＤＨＡを反芻《はんすう》して生まれてきた子供に飲ませます。これを「フラミンゴミルク」といいます。シロナガスクジラも血中のＤＨＡを母乳中に濃縮し、生まれたばかりの子どもに授乳します。

ＤＨＡをたくさん摂った子供は脳と視力が発達するので、生き残ることができるのです。

ＤＨＡが生物の生存に不可欠な「必須栄養」であることがおわかりいただけたでしょうか。

DHAで脳力アップ、視力アップ、精力アップ

動物にとって不可欠なDHAは、ヒトにとっても不可欠です。DHAは脳や目の網膜そして精子の原料です。

◎脳力アップ　脳の60％は油でできており、DHAを積極的に摂った子どもは頭脳明晰になります。「サカナを食べると、アタマがよくなる」という歌は本当だったのです。逆に人工的に作った「トランス脂肪酸」や、酸化した油「過酸化脂質」ばかり摂っていると成績が下がります。脳の発育は14歳で止まりますので、小児期にDHAを毎日摂らせることが大切です。

◎視力アップ　目の網膜で光を感じるのは「桿体細胞《かんたい》」です。DHAは桿体細胞の光シグナル伝達に関わっています。DHA摂取は子供の視力回復に不可欠です。また我が国の視覚障害者数は約30万人。その原因の大半は緑内障、糖尿病性網膜症、加齢黄斑変性です。緑内障は酸化ストレス（56頁参照）が原因の一つですが、DHAには抗酸化作

用があります。また糖尿病性網膜症、加齢黄斑変性は網膜細胞の酸素不足による新生血管の増殖とその出血が原因ですが、DHAは新生血管の増殖を抑制しますので失明の予防になります。逆に炎症作用や血液の凝固作用のあるオメガ6のリノール酸（サラダ油の主成分）を摂りすぎるとこれらの病気が悪化します。

◎精力アップ　さらにDHAは精子の質や量を改善します。DHAは精子の細胞膜を形成し、正常な形態の精子を作ります。またDHAを摂取することにより、精子の数が増え、精子の運動性が向上します。不妊症の原因の半数に「男性不妊」が関わっていますので、不妊治療にDHAの摂取は不可欠です。また妊娠中のDHAの摂取は胎児の脳や網膜の発育を促しますので、ぜひお勧めします。

このように**DHAはヒトにとっても脳力アップ、視力アップ、精力アップ**になるのです。DHAはEPAから変換させますので、EPA・DHAとしてセットで呼ばれます。

藻を食べればEPA・DHAが得られるのか

ではフラミンゴやオキアミのように藻を食べれば、EPA・DHAの油を摂ることができるのではないでしょうか。

ところがそうはいかないのです。その理由は2つあります。

一つ目の理由は藻に含まれるオメガ3の濃度が非常に低いためです。

確かに藻はエネルギーを得るために光合成を行っています。光合成は葉緑体で行われていますが、この葉緑体を作っているのがオメガ3の脂肪酸です。しかし藻を絞っても油が取れるわけではありません。必要量の油を摂るためには大量の藻を食べなければなりません。

しかしフラミンゴやオキアミはただオメガ3を獲得するためだけに藻を食べているわけではありません。藻に含まれる食物繊維や糖質を栄養として獲得するために一日中かけて大量の藻を食べているのです。そのため藻に含まれるわずかなオメガ3を体内で濃縮して高い濃度にしているのです。

ヒトがそれほど大量の藻を1日に摂ることはできませんし、摂っても食物繊維は消化できないので摂る意味がありません。

二つ目の理由は藻に含まれるオメガ3をEPA・DHAに変換できないからです。

前にも述べましたが葉緑体のオメガ3はαリノレン酸です。草食動物のフラミンゴやオキアミはそれをEPA・DHAに変換できますが、肉食動物は変換酵素を持っていないのでEPA・DHAを作ることができません。だから肉食動物は草食動物を食べることによってのみEPA・DHAを手に入れることができるのです。

ヒトは雑食動物なので一部変換できますが、EPA・DHAへの変換率は5〜20%と低いのです。

以上の理由で、ヒトが藻を食べても十分なEPA・DHAを得ることができないので、オキアミやオキアミを食べている青魚を摂ることをお勧めします。

魚を食べればEPA・DHAが得られるのか

魚であればどんな魚でもオメガ3を持っているかというとそうではありません。青魚に限られるのです。

青魚の背中はなぜ青いかご存知ですか。

青魚は海面スレスレの所を一年中泳いでいる魚です。空からは鳥に狙われているので、見つからないように海と同じ青い色をしているのです。これを「保護色」といいます。青魚は「光り物」とも呼ばれます。ではなぜ青魚のお腹は光っているのでしょうか。海面スレスレの所を泳いでいる青魚は、下から大きな魚に狙われます。そこで見つからないように日光と同じように光っているのです。

すなわち背中が青くお腹の光った魚は海面スレスレの所を泳いでいることがわかります。なんのために敵が多い海面を泳いでいるのでしょう。

海面には藻がいるからです。藻は植物ですから光合成を行うために日光が必要。だから日光の当たる海面に棲んでいるのです。

そして光合成を行う葉緑体はオメガ3の「αリノレン酸」でできています。この油は魚の体内でEPA、DHAに変化します。DHAは魚の繁殖力を高めます。

だから青魚は危険をいとわず海面スレスレを泳いでいるのです。

それに対して白魚は海底でじっと身を隠しています。砂や岩に隠れて敵がやってきたときや餌が近づいたときだけ瞬間的にパッと動くのです。ですから砂や岩と同じような色をしています。中には赤や青の鮮やかな色をした白魚もいます。これはサンゴの色を真似ているのです。

白魚は海底に棲んでいます。海底には日光が届かないので、光合成を行う藻は生棲していません。

つまり**EPA・DHAを摂ろうと思ったら白魚ではダメで、背中が青くお腹の光った青魚を食べる必要があります。**すなわち、イワシ、アジ、サンマ、サバ、サケなどです。

青魚なら養殖でもいいのか

魚には旬があります。魚は天敵が少なく餌の多い海域を一年中回遊して成長してゆきます。人間はそれを追っかけて漁をしているのですが、そのためには人件費も燃料代もかかり高コストになります。当然、漁獲量を増すために乱獲になりますので、漁業資源も枯渇してゆきます。

昭和の時代になってから日本では養殖漁業が盛んになってきました。高価な魚をいつでも美味しく食べられるようになってきたのです。必要な分だけ生産し、需要に応じて出荷するため価格も安定します。

昔は近海でいわしが豊富に獲れていたので、生餌を与えることができましたが、現在は、魚の切り身や魚粉すら価格が高騰しているために、天然の魚が食べてこなかった様々な配合飼料が与えられています。

その多くは産業廃棄物です。

牛乳からバターやチーズなどの乳製品を作ると、乳脂肪とタンパク質を取り除かれた

「脱脂粉乳」ができます。サラダ油は大豆やコーンから油を抽出しますが大量の「搾りかす」が出ます。これらは産業廃棄物として処理するために費用がかかりますので、魚の飼料として「廃物利用」されています。

錠剤のように固められた餌を「ペレット」と呼びますが、餌の品質管理のために、防かび剤や酸化防止剤、増粘剤、乳化剤、PH調整剤などたくさんの添加物（化学物質）が加えられます。

また大豆やコーンに含まれるのは炎症を起こすオメガ6の油ですし、そのほとんどが動物実験では有害な遺伝子組み換えです。

さらに狭い生けすで多くの魚を育てるために水質が悪化しやすく魚も傷つきやすくなります。そのため魚の病気を予防したり治療したりするための薬剤も使用されます。

養殖を否定するつもりはありませんが、健康な体を作るためには、健康な魚を頂かなくてはいけません。

健康のためにEPA・DHAを摂ろうと思ったら養殖魚ではなく天然魚を摂ってください。

なぜ天然のウナギはとろけるのか

土用の丑の日となれば、スーパーの魚売り場にウナギの蒲焼きが並びます。手頃な値段のものを選ぶと、たいていは中国産です。

それを買って家に帰って温めると、ゴムのような生臭い臭いがします。食べてみるとゴムのように硬い歯ごたえがします。

昔食べた江戸前のウナギは口の中でとろけたものです。スイカのようなさわやかな香りがしました。

どう違うのでしょう。

天然のウナギは川藻を食べて育ちます。藻の香りはスイカのような青い香りがします。また藻の中にはオメガ3脂肪酸が含まれています。オメガ3は不飽和脂肪酸の中でも融点が低いので、固まりにくく溶けやすいのです。藻を食べている天然ウナギの肉にはどんなに冷やしても固まらないオメガ3が豊富なのでとろけるように柔らかいのです。

それに対して養殖もののウナギは遺伝子組み換えの大豆やトウモロコシの搾りカスを食

べて育ちます。腐りかけた餌を食べているうえに、折り重なるほど密集した状態で養殖しているので、腐敗臭がするのです。

大豆やトウモロコシの油は主にオメガ6、さらに遺伝子組み換えのものはオメガ9の「オレイン酸」含有量を人為的に増やした「ハイオレイックタイプ」といって冷めると固まりやすい油です。養殖もののウナギの肉はオメガ9なので硬いのです。

「ウナギを食べると精がつく」というのは、川藻を食べて育った天然ウナギにはDHAが豊富に含まれているので精力がつく、という意味です。ウナギならばどんなウナギでもいいわけではありません。何を食べて育ったウナギなのかが大切なのです。

私達はウナギを介して大自然の藻の恵みを食べているのです。養殖ものを食べるということは遺伝子組み換えの大豆やトウモロコシを食べているのと同じことなのです。

オキアミよりマグロやクジラの方がいいのか

ＥＰＡ・ＤＨＡを摂るためには、天然の青魚を摂る必要があります。

しかしそれには2つ問題があります。

一つには天然物か養殖物かの見極めが難しいことです。

高いお寿司屋さんに行けば養殖物は使わないでしょう。しかし通常の定食屋さんで食べるときはそこまで期待することはできません。

そこで養殖に向かない青魚を食べることをお勧めします。

ハマチやタイは高値で流通しますので養殖に適していますが、イワシのように安い魚は天然でもたくさん獲れますし、値段が安いので、養殖の餌になることはありますが、わざわざ養殖されることはありません。

二つ目は「生物濃縮」の問題です。

先ほど「藻に含まれるオメガ3はごくわずかで、それを大量に摂った草食生物の中で濃縮されてＥＰＡ・ＤＨＡになる」といいました。藻を食べた小さい魚はより大きな魚に食べられて、そのつどＥＰＡ・ＤＨＡの濃度は上がってゆきます。これを食物連鎖による「生物濃縮」といいます。

ですからただ単にＥＰＡ・ＤＨＡの濃度のことだけを考えるならマグロやクジラの方が効率がいいのです。

しかし日本を取り巻く海洋環境は汚染され、海水には水銀やＰＣＢが溶け込んでいます。海水中のプランクトンはその汚染物質を取り込みます。そのプランクトンを魚が食べると体内に汚染物質が蓄積して濃度が上昇します。すなわちここでも生物濃縮が行われているのです。

海水中の汚染物質の濃度を1とすると、プランクトン中では6千倍、小魚では17万倍、大型の魚では34万倍、そしてそれを毎日食べた人間では１３０万倍にもなるのです。ちなみにもっと魚を食べているイルカやクジラの肉には人間の10倍の汚染物質が含まれています。

ですからもし青魚を食べるなら小さい魚ほど安全ということになります。

マグロを１００グラム食べるよりもイワシ１００グラムの方が何倍も安全。またイワシよりもオキアミを食べた方が何十倍も安全ということになります。さらに海洋汚染のない海域で獲れたオキアミなら完璧でしょう。

EPA・DHAは牛肉にも含まれる

オメガ3は海の藻だけでなく、光合成を行う植物の葉にはαリノレン酸の形で含まれています。草食動物は草を大量に食べて、αリノレン酸を体内で変換酵素によってEPA・DHAに変換できます。DHAは精子になるので動物の繁殖には不可欠です。

しかし肉食動物は変換酵素を持っていないのでEPA・DHAを作ることができません。そこでDHAを摂取するために草食動物を食べるのです。

牛よりも羊の肉の方がオメガ3が多いといわれています。羊のほとんどは放牧されて育ちます。牧草は光合成を行っていますからオメガ3を含んでいます。それを一年中食べ続けている羊の肉にはオメガ3が多いのです。

しかし牛は牛舎で飼われ、遺伝子組み換えの大豆やトウモロコシを与えられています。その方が牧草よりは成長が早いからです。しかし大豆やトウモロコシ自体は光合成を行っていません。したがって牛肉を食べてもオメガ3を摂ることはできません。牛肉を食べるということは遺伝子組み換えの大豆やトウモロコシを間接的に食べていることになるのです。

それどころか米国では牛の飼育に女性ホルモンのエストロゲンを使っています。残留濃度が日本の和牛に比べ赤身で600倍、脂肪で140倍でした(北海道大学遺伝子制御研究所客員研究員半田《はんだ》康《やすし》医師2009年)。EUはアメリカ産牛肉の輸入が禁止されていますが、日本では当たり前のように国産牛と並べて販売されています。つまりアメリカ産牛肉を食べるということは私達のホルモンや免疫を撹乱《かくらん》する物質を摂っていることになるのです。

しかし最近になって朗報がありました。

ニュージーランドでは牛を放牧で育てています。日光を浴びて育った牧草もオメガ3の宝庫です。その牧草だけを食べて育った「牧草牛」はオメガ3をたっぷり含んでいたのです。アメリカ産の牛肉のステーキは熱い鉄板の上に載せられて運ばれてきます。さめるとフェット(牛の脂)が白く固まって、肉が固くなるからです。しかし牧草牛は固まりにくいオメガ3のEPA・DHAが豊富なため、冷めても固くならないのです。EPA・DHAは牛にとってもヒトにとっても健康的なのです。

オメガ3は母乳にも含まれる

当然のことながら牧草を食べている乳牛のミルクにはオメガ3が豊富に含まれています。オメガ3は脳の発育に不可欠ですので牧草牛のお乳を飲んで育った仔牛は頭がいいということになります。

一方で草を食べずに遺伝子組み換えの大豆やトウモロコシを食べている乳牛のミルクにはオメガ3がほとんど含まれていません。牛舎で飼育された母牛のお乳を飲んで育った仔牛は脳の発達が悪いということになります。

これを人間に置き換えてみましょう。子供の成長と発育のために牛乳を飲ませていませんか。しかし日本で売られている牛乳のほとんどは大豆やトウモロコシを食べている乳牛のミルクです。それを飲んで育った子供の脳の発育はどうなるでしょう。

動物の母親はＤＨＡを積極的に子ども達に与えます。フラミンゴは喉にある素嚢という袋の中に貯めたＤＨＡを反芻して生まれてきた子供に飲ませます。これを「フラミンゴミルク」といいます。シロナガスクジラも血中のＤＨＡを母乳中に濃縮し、生まれたばかりの子どもに授乳します。

DHAをたくさん摂った子供は脳と視力が発達するので、生き残ることができると申しました。

皆さんの大切なお子さんを健康に育てるためにはまず母乳中のDHA濃度を上げなければなりません。

授乳中のお母さんが魚やオキアミからとったクリルオイルを積極的に摂っていれば母乳中のオメガ3の濃度は高くなりますので、赤ちゃんの脳の発育は急速に進みます。

離乳後はお子さんにDHAを積極的に摂らせましょう。大きいお子さんなら、骨があっても魚をきれいに食べられるでしょうが、小さいお子さんのときは頭から食べられるイワシのような小魚、またはオキアミのふりかけがいいでしょう。

近年、ビタミンDを強化した子ども用のクリルオイルも販売されています。納豆や生卵にかけて食べさせましょう。

14歳までDHAをたくさん摂った子供は頭がよくなるといわれています。

挫折したエゴマオイル

前章で述べたように九州大学の久山町研究で血中のＥＰＡ／ＡＡ比が０・28未満の人たちは０・６以上の人と比べて、がん死亡率が１・93倍にもなる、と報告されました（Journal of Epidemiology. 2017)。ＤＨＡ／ＡＡ比ではがん死亡率との間に相関が認められなかったということです。

そこで私は血中のＥＰＡ／ＡＡ比が低かった人たちにオメガ３を豊富に含んだ「エゴマオイル」を毎朝摂るように勧めました。厚生労働省が策定した「日本人の食事摂取基準（２０２０年版）」において、オメガ３の１日の摂取目安量はαリノレン酸で２グラム前後です。エゴマオイル中のαリノレン酸含有量は６割ほどですので、３・３グラムのエゴマオイルを摂取すればいい計算になります。しかし欠乏症の人たちが指導の対象ですので、毎朝大さじ１杯（15グラム）摂取するよう指導しました。

ところがです。ＥＰＡ／ＡＡ比が上昇する人がいても、至適値の０・６以上になることはほとんどなかったのです。中には全く改善しない人もいました。これはどうしたことでしょう。

前にも述べましたが葉緑体のオメガ3はαリノレン酸です。草食動物のフラミンゴやオキアミはそれをEPA・DHAに変換できますが、肉食動物は変換酵素を持っていないのでEPA・DHAを作ることができないため草食動物を食べる。ヒトは雑食動物なので一部変換できますが、変換率は5~20％と低い、と申し上げました。

つまりいくらエゴマオイルを飲んでもEPA／AA比が至適値に達することは難しかったのです。

サプリメントを飲まなくてもEPA／AA比が高い人がいた

エゴマオイルの効果に疑問を感じていたとき、EPA／AA比が高い人達がいることに気づきました。一部はEPA・DHAのサプリを飲んでいる人たちでした。しかしサプリメントを全く飲んでいないのにEPA／AA比が高い人がいたのです。

どうして高いのかを問いただしてみたところ、毎日魚を、それも青魚を食べていたのです。またはサバ缶を毎日食べていたのです。サバは青魚です。水煮缶ならば味付けしていないので過剰な糖質の摂取も防げます。

青魚は一年中海面スレスレのところを泳ぎながら、藻やオキアミを食べて成長してゆきます。そして体内にEPA・DHAをいっぱい貯めます。ですからがん死亡率を半減させるために**血中のEPA・DHA濃度を高めようと思ったら、エゴマオイルよりも魚の方が効率的**なのです。

もちろん白魚よりも青魚、養殖魚よりも天然魚でなければいけません。

さてEPA・DHAは必須栄養ですが、どうして摂らなければいけないのでしたっけ？

サラダ油のオメガ6は炎症作用によってアレルギー・うつ病・糖尿病・がんの原因となり、凝固作用によって心筋梗塞・脳梗塞を来しやすくなります。現代人はオメガ6の過剰状態にあります。

それに対して**EPAは抗炎症作用と抗凝固作用によってアレルギー・うつ病・糖尿病・がん・心筋梗塞・脳梗塞を防いでくれる**のです。

DHAは脳や目の網膜そして精子を作ります。

自然界においては脳と視力が発達した子どもだけが生き残ることができます。さらに子孫を残すためには精力が強くなければライバルに打ち勝つことができません。

つまり動物は脳力アップ、視力アップ、精力アップのためにDHAを必要としているのです。

EPA・DHAはどのように摂ればよいのか

ここまででEPA・DHAの大切さはご理解いただけたことと思います。

それではどのように摂ればいいのでしょうか。

毎日青魚を摂ればいいのでしょうが、日本を取り巻く海洋環境は汚染され、海水には水銀やPCBが溶け込んでいます。海水中の生物はその汚染物質を取り込み、小さい魚をより大きな魚が食べるという食物連鎖の中で栄養も汚染物質も濃縮されてゆきます。

そのため厚生労働省は、妊婦が海産物を食べるとき、1回量を80グラムとして、マグロは週に1回まで、バンドウイルカは2か月に1回まで、という指針を出しています（平成17年厚生労働省医薬食品局食品安全部基準審査課）。

汚染されていないキレイな海で、極力小さい海産物を探しているときに出会ったのが「ナンキョクオキアミ」です。

南極海は南氷洋とも呼ばれ、南極大陸の周りを取り囲む南緯60度の海域です。海域に人の住む大陸がないので海が汚染されていません。

南極海は南極前線以北の海域よりも水温が2～3度低く塩分濃度も高いので、北側の汚染された生物が侵入することも少ないのです。

すなわちナンキョクオキアミはEPA・DHAを含んでいるうえに、ほとんど汚染されていない、希少な海洋生物ということになります。

ナンキョクオキアミはエビに似た動物性プランクトンで、体長6センチ体重2グラムまで成長します。胸に生えた6対の前脚にはびっしりと網目状の体毛が生え、カゴ状になっています。このカゴで海面に浮かんでいる「ヘマトコッカス藻」という植物性プランクトンをかき集めて摂取します。これもフラミンゴやシロナガスクジラと同様の濾過摂食です。

ネットで調べてみると、500グラムが1600円で食用の冷凍オキアミが入手可能です。

クリルオイルとの出会い

ナンキョクオキアミの素晴らしさについてはご理解頂けたと思いますが、毎日数百グラム食べるのは大変です。そこでナンキョクオキアミから取ったオイルをお勧めします。「クリルオイル」といいます。

「クリル」とは英語でオキアミのことです。ナンキョクオキアミから抽出している油なのでクリルオイルというのです。

さてクリルオイルとは一体どのようなオイルなのでしょう。

まずこの本の冒頭から述べていたＥＰＡ・ＤＨＡを豊富に含んでいます。ＥＰＡ・ＤＨＡは体内では合成できない必須栄養です。

◎ＥＰＡ（エイコサペンタエン酸）　葉緑体の構成成分であるオメガ3のαリノレン酸から草食動物の体内で変換されてできます。外傷や感染で細胞膜が破壊されたとき、リン脂質からＥＰＡが遊離して善玉エイコサノイドを作ります。その抗炎症作用によってアレルギー、膠原病、うつ病、糖尿病、がんを予防し、抗凝固作用によって心筋梗塞、脳梗塞を予防します。

◎ＤＨＡ（ドコサヘキサエン酸）　草食動物の体内でＥＰＡから変換されてできます。脳や目の網膜そして精子を作ります。ＤＨＡを摂取することによって脳力アップ、視力アップ、精力アップします。

◎アスタキサンチン　あらゆる抗酸化物質の中でも高い抗酸化作用を持ち、酸化しやすいＥＰＡ・ＤＨＡを守ります。私たちの体を酸化ストレスから守り、生活習慣病を予防します。

◎リン脂質（フォスファチジルコリン、レシチン）　コレステロールとともに細胞膜を構成し、細胞膜での伝達機能を持ちます。親水性と疎水性の両親媒性を有するため血液中を自由に移動し、ＥＰＡ・ＤＨＡが細胞内に移行することを助けます。また肝臓の脂質代謝を促進するので血中の中性脂肪を抑え、肝障害を抑えます。

クリルオイルと魚油の違いは

家庭の電源コンセントを思い浮かべてください。電気製品のコードの先に付いている2本爪の部分をプラグといいます。そしてプラグを挿し込む穴の方をコンセントといいます。プラグを2個挿せるものを2個口コンセント、3個挿せるものを3個口コンセントといいます。

さてあなたのウエスト周りにダブついている、にっくき脂肪。脂肪は以前説明した脂肪酸（30頁参照）とどういう関係があるのでしょう。

「グリセリン」という無色透明のアルコールがあります。このグリセリンの分子構造は3個口コンセントと同じような構造をしています。このコンセントに3本の脂肪酸を挿したものを脂肪（または中性脂肪）と呼ぶのです。3人のことをトリオといいますよね。3本トリオの脂肪酸がグリセリンと結合しているので「トリグリセリド」とも呼ばれています。

◎トリグリセリド型　通常のＥＰＡ・ＤＨＡのサプリメントは魚油またはフィッシュオ

イルと呼ばれる青魚の油からできています。魚油はグリセリンにEPA・DHAなどのオメガ3脂肪酸が3本結合している中性脂肪、すなわちトリグリセリドです。脂肪ですので水に溶けません。そこで胆汁酸や膵液によってミルク状になって、脂肪酸とグリセリンに分解されてから吸収されます。魚油を飲んだ後、胃液と混ざらず液面に浮いてしまうので、胃がもたれたり、生臭いゲップが出たりします。

◎リン脂質型　魚油に対してクリルオイルは3本の脂肪酸の一つがリン脂質です。リン脂質は細胞膜の構成成分なので細胞膜を通過しやすく、水にも溶けるので血中の移動が速やかです。そのためリン脂質型のクリルオイルには以下の特徴があります。

・吸収の早さは魚油の1・5倍。
・吸収率＝吸収量／投与量も魚油の1・5倍。
・脳や肝臓、心臓への取り込みがトリグリセリド型よりも数倍早い。

第6章

エビデンスが証明するクリルオイルの効果

機能性表示食品制度で明らかになったEPA・DHAの信頼性

昭和50年代後半、偏った食生活に起因する生活習慣病が大きな関心事となりました。そこで当時の文部省の研究会において、免疫、ホルモン、自律神経、老化などの体調調節機能を有する食品は「機能性食品」と称することになりました。

そして平成13年に「保健機能食品制度」を創設し、「特定保健用食品」と「栄養機能食品」を合わせて「保健機能食品」と称することにしました。

◎特定保健用食品　通称トクホと呼ばれています。有効性や安全性を証明して消費者庁の個別審査を受けなくてはいけません。そのために研究雑誌に論文を投稿し専門家により評価・検証されることや、定められた試験機関によって関与成分の含有量の分析試験を受けることが求められます。

◎栄養機能食品　国際的な規制緩和の要求に応えてビタミン、ミネラルのみについて、すでに科学的根拠が確認された栄養成分を一定の基準量を含んでいれば届出をしなくても、国が定めた表現によって機能表示ができます。

特定保健用食品については膨大な開発コストが掛かることが問題でした。一方、栄養機能食品については機能性表示が規格基準に定められた栄養成分に制限されていました。健康食品を利用する消費者の多くがもっと商品の機能情報を求めているとして、食品の機能性に関する新しい表示制度の創設が要望され「機能性表示食品」表示が追加されました。

◎機能性表示食品　健康食品をより普及するために、エビデンス（科学的根拠）が記載された資料さえ提出すれば個別の審査なく機能性表示食品として販売が可能になりました。制度発足前に消費者庁によって事前に行われた機能性評価では科学的根拠レベルによってＡＢＣの３段階に分類されました。すなわち「効果が期待されるものはＡ」「効果があるかもしれないものはＢ」「効果があるかもしれないがさらなる検証が必要なものはＣ」です。

その中で**信頼性において「Ａ判定」を取ったのはＥＰＡ・ＤＨＡだけ**でした。

ではどのような疾患に「効果がある」と判定されたのか紹介しましょう。

心臓や血管の疾患リスク低減

ＥＰＡ・ＤＨＡによって心臓や血管の病気リスクが減ることが消費者庁の機能性評価で「Ａ判定」を取りました。

その作用機序は以下のように明確にされています。

◎アラキドン酸由来エイコサノイドを抑制　植物由来のオメガ6のリノール酸は草食動物の体内でアラキドン酸に変換されます。アラキドン酸はさらにエイコサノイドと呼ばれる生理活性物質（プロスタグランジン）を産生します。このエイコサノイドは炎症作用によって心臓や血管の内膜を傷付け、血小板凝集作用によって血管を詰まらせて、心筋梗塞や動脈硬化を引き起こします。ＥＰＡ由来のエイコサノイド抗炎症・抗凝固作用によって、アラキドン酸由来エイコサノイドの炎症・凝固作用を抑制します。

◎赤血球変形能の亢進　赤血球や血管内皮細胞の細胞膜はリン脂質でできています。このリン脂質中のＥＰＡ濃度が上がることで膜は柔らかくなり、赤血球の血管内を移動しやすくなります。

◎血清脂質改善　脂肪の合成・分解に関わる転写因子であるペルオキシソーム増殖因子活性化受容体α（Peroxisomal Proliferator－Activated Receptor Alpha: PPARα）やステロール調節エレメント結合タンパク（Sterol Regulatory Element Binding Protein 1c: SREBP1c）に作用し、脂質蓄積を抑制します。そのことにより血管内皮細胞下のプラークの蓄積を抑制し、動脈硬化を予防します。

以上の3つの作用機序により、ＥＰＡ・ＤＨＡは心血管疾病リスクを低減すると解説されています。

抗酸化作用の強いアスタキサンチンを持つクリルオイルならば、喫煙や糖化による血管内皮細胞の損傷を修復し動脈硬化を予防するでしょう。

またトリグリセリド型の魚油よりもリン脂質型ＥＰＡのクリルオイルならば丸ごと細胞膜へＥＰＡとリン脂質が移行しますので、より効果が高まるでしょう。

血中の中性脂肪の低下作用

ＥＰＡ・ＤＨＡによって血中の中性脂肪が低下することが消費者庁の機能性評価で「Ａ判定」を取りました。

その作用機序は以下のように明確にされています。

◎血清脂質改善　ＥＰＡ・ＤＨＡは、脂肪の合成・分解に関わる転写因子であるペルオキシソーム増殖因子活性化受容体α（ＰＰＡＲα）に特異的に結合して脂肪分解酵素を発現させ、脂肪分解を促進します。同時に脂肪合成に必要な転写因子であるステロール調節エレメント結合タンパク（ＳＲＥＢＰ１ｃ）の量を低下させ、脂肪合成を阻害します。以上の機序によって末梢組織や血中での脂質蓄積を抑制し、血中の中性脂肪低下作用を示します。

さらにリン脂質型のクリルオイルは、親水性で血液によく溶けるので、液体のまま血管の中を通って細胞膜を作る原料になります。だから脂肪として蓄積されません。

◎総コレステロール、LDLコレステロール値の低下作用

そもそもコレステロールは細胞表面の細胞膜の材料です。細胞が傷付いたときにそれを修復するため肝臓が一生懸命コレステロールを作って、悪玉コレステロールと呼ばれているLDLコレステロールに載せて末梢に運んでくれているのです。ですから薬で無理矢理下げたら細胞膜が修復されなくなってしまいます。

またコレステロールが高いと心筋梗塞の死亡率が高くなるといわれていますが、中年以降の女性の場合、血圧やコレステロール値と心筋梗塞の死亡率との間には関連がないことが明らかになっています。

脂質代謝異常を改善するためには次のことを実行してください。

・細胞膜を傷つけている生活習慣（喫煙・精製糖摂取・ストレス）を避ける

・クリルオイルを摂取することで、傷ついた細胞膜の修復材料であるEPA・DHAとリン脂質を摂取する

抗酸化作用の強いアスタキサンチンを持つクリルオイルならば、喫煙や糖化による血管内皮細胞の損傷を修復するため、その修復材料であるコレステロールの酸性は低下するでしょう。

脂質代謝異常症の改善

会社や人間ドックで血液検査をするときに、皆さんが気にするのはγGTPとコレステロールの値ですよね。

γGTPはお酒を飲み過ぎると著明に上がりますが、一週間おとなしくしていればすぐに下がるので、検査の前だけ節酒して、結果がよければすぐ暴飲する人が後を断ちません。一方でコレステロールが高いと、慌てて肉や揚げ物、卵を制限しています。医者にかかると待ってましたといわんばかりに、コレステロール降下薬を処方されます。「スタチン」と呼ばれるこの薬は世界で年間9兆円も売り上げていますが、一方で筋肉が溶けて尿が赤くなり、手足のしびれや痙攣、肝障害や蕁麻疹で苦しんでいる人もいます。

そもそもコレステロールは細胞表面の細胞膜の材料です。細胞が傷付いたときにそれを修復するため肝臓が一生懸命コレステロールを作って、悪玉コレステロールと呼ばれているLDLコレステロールに載せて末梢に運んでくれているのです。ですから薬で無理矢理下げたら細胞膜が修復されなくなってしまいます。

またコレステロールが高いと心筋梗塞の死亡率が高くなるといわれていますが、中年以降の女性の場合、血圧やコレステロール値と心筋梗塞の死亡率との間には関連がないことが明らかになっています。

コレステロール値を高くしている生活習慣を改め、傷ついた細胞膜を構成しているEPA・DHAの摂取、抗酸化物質の摂取を心がけてください。

血液結果でコレステロールやLDLコレステロール値が高いときは次のことを実行してください。

・禁煙
・週に3日以上の習慣性飲酒をやめる
・白物5品目「白米・パン・麺・小麦粉・砂糖」を控える
・悪い油「トランス脂肪酸とオメガ6のサラダ油」を摂らない
・EPAの炎症作用とアスタキサンチンの抗酸化作用があるクリルオイルを毎日摂る

脂肪として蓄積されず、ダイエット効果も！

クリルオイルは油脂なのでカロリーが高く、いくら体によくても摂り過ぎると太るのでは、と気にする方もいらっしゃるでしょう。でも、その心配は無用です。リン脂質型のクリルオイルは、親水性で血液によく溶けるので、液体のまま血管の中を通って細胞膜を作る原料になります。だから脂肪として蓄積されません。

肥満の原因は摂取カロリーが多いことだといわれてきました。しかし最新の医学では次のように説明されています。

◎脂肪を摂っても太らない　脂肪は血糖値が上がらないので、膵臓から血糖値を上げるグルカゴンというホルモンが分泌されます。すると脂肪細胞中のホルモン感受性リパーゼ（HSL）が脂肪を分解して血中に放出するので、痩せます。

◎糖質を摂ると太る　血糖値が高くなって膵臓からインスリンホルモンが分泌されると、脂肪細胞の表面の糖質輸送体（GLUT）が糖質を取り込んで脂肪に変えるので太ります。

お酒を飲み過ぎると肝臓に脂肪が貯まって脂肪肝になります。肝臓の30％以上が脂肪になった状態で、いわゆるフォアグラ状態です。これを「アルコール性脂肪肝」といいます。

しかし実際にはアルコールを飲まないのに脂肪肝になっている人の方が多いのです。これを「非アルコール性脂肪肝」といいます。それによって肝臓に炎症が生じている場合は非アルコール性脂肪肝炎（NASH）といって肝硬変や肝臓がんのハイリスクグループです。

NASHの原因は糖質の摂りすぎです。精製糖、通称白物5品目「白米・パン・麺・小麦粉・砂糖」と悪い油、トランス脂肪酸とオメガ6のサラダ油を3か月断ってください。

そしてクリルオイルのEPA・DHAは脂肪分解酵素を発現させ、脂肪分解を促進します。同時に脂肪合成に必要な転写因子の量を低下させ、脂肪合成を阻害します。以上の機序によって末梢組織や血中での脂質蓄積を抑制し、血中の中性脂肪低下作用を示します。

糖尿病

国立がん研究センターは、いろいろな生活習慣と、がん・脳卒中・心筋梗塞などの病気との関係を明らかにするために、全国10か所の保健所管内で追跡調査を行なっています（JPHC研究）。

魚介類の摂取量と5年後の糖尿病発症との関連を調べたところ、男性では魚介類摂取が多いほど糖尿病の発症率が最大27％も低下することが認められました。

摂取した魚を脂の量で分けた場合、脂の多い魚（サケ・マス、アジ・イワシ、サンマ・サバ、ウナギ、タイ類）の摂取により糖尿病のリスクは低下する傾向がみられましたが、脂の少ない魚（カツオ・マグロの赤身、タラ・カレイ）では関連がみられませんでした。

また中型から小型の魚で効果が見られ、大型の魚や、魚以外の魚介類では関連がありませんでした。

男性の場合、脂の多い小魚を摂取したとき糖尿病発症率が最大32％減少していた結果は、フィッシュオイルに含まれているＥＰＡ・ＤＨＡを摂取することで糖尿病リスクを低減できることを示唆しています。

フィッシュオイルは腸管から「痩せホルモン」を分泌させます。このホルモンはＧＬＰ－１（グルカゴン様ペプチド－１）で次のような働きがあります。

・血糖値が高いときのみインスリン分泌を促して血糖値を下げる
・２型糖尿病患者においてインスリン分泌を促進し血糖値を改善する
・血糖値が正常以下に低下して低血糖になることがほとんどない
・中枢神経系に作用して食欲を抑制する

副作用が少なく効果が高いために、ＧＬＰ－１をネット検索すると、ダイエット効果を謳った医療広告が花盛りです。厚生労働省は糖尿病の治療以外の目的で使用しないよう、注意を喚起しています。

ＥＰＡ・ＤＨＡがＧＬＰ－１の分泌を促進してくれるのですから、糖尿病および糖尿病予備軍の方は毎日クリルオイルを摂取することをお勧めします。

糖尿病性網膜症

我が国における視覚障害（失明）の原因は緑内障と糖尿病性網膜症が大半を占めます。突発性に起こる緑内障と違って、糖尿病性網膜症はその発症のはるか前から糖尿病を指摘されているのですから、予防が可能です。

糖尿病では微細血管障害と神経障害が全身に起こりますが、目の網膜においては血流の低下と網膜内の神経の機能不全が生じます。網膜動脈の狭窄が進行すると、網膜血管の基底膜肥厚、毛細血管の変性や動脈瘤が最終的に視神経を変性させ完全な失明に発展する可能性があります。

近年、最も信頼されている医学雑誌の一つである「米国医師会雑誌」（ＪＡＭＡ）に、**魚介類に含まれるオメガ3の摂取が糖尿病性網膜症の予防になる**ことが報告されました。

これはスペインで行われた「ＰＲＥＤＩＭＥＤ」試験です。３４８２名の高齢の2型糖尿病患者を対象に、一日の魚介類のオメガ3摂取量が５００ミリグラム以上かそれ未満かで比較しました。6年間の追跡調査期間中、**オメガ3を摂っていたグループではほとんど**

糖尿病性網膜症を発症しなかった（0・17％）のに対して、摂っていなかったグループでは約3倍の発症率（0・49％）でした。

これを受けて欧州委員会は、一日あたり250ミリグラム以上のDHAの摂取が「正常な視力を維持する」ことに役立つという健康表記を許可しました。

また同様の2型糖尿病患者を対象に、低脂肪食を摂るグループ、植物性食品が中心でオリーブオイルを摂るグループ、オリーブオイルの代わりに1日30グラムのクルミなどのオメガ3系ナッツ類を摂るグループの3群に分けて追跡調査しました。**その結果、オメガ3脂肪酸を1日500ミリグラム摂取している人では糖尿病網膜症の発症率が48％低下**することが明らかになりました。

青魚の魚油には、DHAやEPAといったオメガ3脂肪酸が多く含まれます。魚油を摂取すると、心筋梗塞や狭心症などの心血管疾患が予防でき、中性脂肪値を低下できることが確かめられていますが、糖尿病やその網膜症にも効果があることが証明されました。

消費者庁の機能性評価でも、EPA・DHAによる乳児の視覚発達作用が「B判定」を獲得しました。これに高い抗酸化作用のあるアスタキサンチンと、組織への移行性がよいリン脂質を含んだクリルオイルなら、よりよい結果が得られるでしょう。

関節リウマチの症状を緩和

EPA・DHAによって自己免疫疾患である関節リウマチの症状が緩和されることが消費者庁の機能性評価で「A判定」を取りました。その作用機序は以下のように明確にされています。

◎アラキドン酸由来エイコサノイドを抑制　植物由来のオメガ6のリノール酸は草食動物の体内でアラキドン酸に変換されます。アラキドン酸はさらにエイコサノイドと呼ばれる生理活性物質（プロスタグランジン）を産生します。このエイコサノイドは炎症作用によって自己免疫疾患を増強させ、関節リウマチの痛みやこわばり、さらには関節の変形を増強します。EPA・DHAはアラキドン酸由来の炎症性エイコサノイドの作用に拮抗し、抗炎症効果を示します。

◎レゾルビンとプロテクチンの作用　EPA・DHAの代謝物であるレゾルビンとプロテクチンは、炎症部位において強力な抗炎症効果を発揮します。レゾルビンは好中球の組織への遊走・滲出を抑制する抗炎症作用があります。同時に外敵を食べる食細胞マクロファージの機能を高めることによって、リウマチの関節内に存在する病原体や死んだ細胞を処理します。さらに、リンパ管を介して炎症細胞をリウマチ関節から退去させ、粘膜細胞の抵抗性を増強します。そのため通常の抗炎症作用と異なり、免疫機能を低下させることなく炎症を終息に導くことができる抗炎症と炎症終息の二重作用を有するのです。

クリルオイルに含まれる抗酸化作用の強いアスタキサンチンは、自己免疫疾患による関節面の炎症を抑制します。

血液の炎症反応にCRP（C反応性タンパク）があります。指慢性炎症のある患者にクリルオイルを投与した群としなかった群の比較試験を行ったところ、投与しなかった群ではCRPが増加したのに対し、クリルオイルを投与した群ではCRPが優位に減少しました。またWOMACスコア（膝機能の指標：数値が大きいほど機能低下）についても、著しく改善しました。

またクリルオイルを投与した群ではJKOM（日本版変形性膝関節症患者機能評価表）が大幅な改善を示し、睡眠中や起立時の膝痛が有意に軽減、左右両膝の可動域が広がりました。

アレルギーがなくなり、お肌すべすべ

私がクリルオイルを毎日摂るようになって、身をもって大きな変化を実感したのは、長年悩まされてきた慢性の湿疹が治ったことです。

アトピー性皮膚炎や花粉症など、アレルギー性の疾患に悩む現代人が多いのも、油と深い関係があると考えられます。

オメガ6に多く含まれるリノール酸は、体内でアラキドン酸に変換され、さらにエイコサノイドという炎症性の物質になります。エイコサノイドは、本来かゆみなどの炎症反応によって、細菌や異物など外敵の侵入を体に知らせてくれます。

ところが、オメガ6のサラダ油を過剰摂取すると、アレルギー症状を悪化させる原因となってしまうのです。

私はクリルオイルをたくさん摂るようにしたら、湿疹が治って肌がすべすべになりました。

これはＥＰＡから作られるエイコサノイドの抗炎症作用と、アスタキサンチンの抗酸化

作用のおかげでしょう。

アレルギー体質のお子さんは乳児湿疹から始まって、食事アレルギー、アトピー性皮膚炎、小児ぜん息、花粉症、と次々アレルギーを起こします。これを「アレルギーマーチ」と呼びます。

◎乳児湿疹　お母さんがクリルオイルを飲んでいれば、母乳中のEPA・DHA濃度が高くなり、アレルギーの予防になります。

◎アトピー性皮膚炎　昔から海水浴に行くと治ることが知られています。紫外線に当たることによって過剰に働いている皮膚の免疫細胞の働きを抑え、また皮膚で産生されたビタミンDは免疫細胞内で働きを整えます。それと共にクリルオイルを摂ればEPAの抗炎症作用とアスタキサンチンの抗酸化作用によって症状が緩和されます。

◎花粉症　花粉症有病率は1998年には約20%だったのが10年後には30%、20年後の現在は40%と、10年ごとに10%ずつ増加しています。ことに10代の花粉症は50%と急増しています。炒め物はサラダ油をやめてココナツオイルやオリーブオイルに、そして日頃からクリルオイルを摂ることをお勧めします。

乳幼児の知的発育

ＥＰＡ・ＤＨＡによって乳児の成育、行動・視覚発達補助されることが消費者庁の機能性評価で「Ｂ判定」を取りました。

その作用機序は以下のように明確にされています。

◎ＤＨＡによる脳・神経の発達

ＤＨＡは脳の脂肪酸の40％を占め、神経細胞膜の優勢な構成脂肪酸です。ＤＨＡ欠乏マウスを用いた実験では、ＤＨＡの欠乏は脳・神経の発達に影響を及ぼす事が報告されています。胎児の脳ＤＨＡ含量は、おおよそ妊娠6か月後に非常に低くなりますが、その後急速に増加・蓄積しつづけます。つまり、妊娠後期と出産後は、新生児はその正常な神経細胞の発達のために、ある一定量以上のＤＨＡを必要としていると推察されます。

オメガ3脂肪酸は、脳細胞の情報伝達に欠かせない物質で、不足すると脳の細胞膜が硬くなって老化し、記憶力、集中力、学習能力などに影響が出てきてしまいます。

1995年にアメリカのバデュー大学で発表されたデータによると、インディアナ州の6～12歳の児童200人に対して、血液中のオメガ3濃度の高い子どもと低い子どもの「栄養と行動」の関係について調査を行ったところ、**オメガ3濃度の低い子どもは、学習障害が8・2倍でした。またオメガ3濃度の高い子どもは、算数の能力は4・7倍、総合学習能力は4・9倍**も優れていました。

今の日本の食事情を見ると、このままでは子どもたちの未来が本当に心配です。なぜなら、ファストフードやインスタント食品、スナック菓子が中心の食生活は、オメガ6やトランス脂肪酸の過剰摂取になるため、脳の正常な機能を著しく妨げ、情緒不安定や多動性障害（ADHD）、学習障害を引き起こす原因になるからです。キレやすい子どもが増えているのも、悪い油が原因ではないでしょうか。

悪い油を洗い流すためにも、子ども達にクリルオイルを摂らせてください。

うつ症状の緩和と発生率低下

ＥＰＡ・ＤＨＡによるうつ症状の緩和と発生率低下について、消費者庁の機能性評価では「さらなる検証が必要」としながらも、以下のように解説しています。

◎セロトニン濃度の上昇　ＥＰＡ・ＤＨＡはシナプス間隔のセロトニンの濃度を上昇させることにより、うつ症状を改善させるのではないかといわれています。

◎脳由来神経栄養因子ＢＤＮＦの発現上昇　ＢＤＮＦは「脳の栄養」と呼ばれるタンパク質の一種で、神経細胞の発生や成長維持や再生を促してくれます。脳内で記憶を司る「海馬」に多く含まれていて、そこで神経細胞の動きを活発化させることが期待されています。ＥＰＡ・ＤＨＡはＢＤＮＦの発現を上昇させます。また海馬、大脳皮質においてＢＤＮＦを作る転写因子の発現を上昇させる事も作用機序の１つと思われます。

◎炎症性サイトカインの生成抑制　アラキドン酸由来の炎症性サイトカインは、セロトニンの前駆物質であるトリプトファンを分解する酵素を活性化し、セロトニンを減少させます。またセロトニントランスポーターを活性化し、シナプス間隔のセロトニンを減少させることが示唆されています。ＥＰＡ・ＤＨＡはアラキドン酸に拮抗することにより炎症性サイトカインの生成を抑制します。

◎前頭葉におけるドーパミン上昇　うつの動物モデル試験では前頭部皮質の化学伝達物質である「やる気ホルモン」ドーパミンの減少が認められます。ＥＰＡ・ＤＨＡはドーパミン受容体を介して前頭部皮質におけるドーパミン量を上昇させる機序が報告されています。

このデータが示すように、大人も子どももＥＰＡ・ＤＨＡを豊富に含んだクリルオイルを毎日十分摂っていれば、脳の細胞膜は、いつも元気でしなやかです。栄養を取り入れ、細菌やウイルスをブロックし、老廃物を排出するという本来の役割を果たすので、ボケたりうつになったりする心配もなくなり、幾つになっても脳の機能が衰えることはありません。

認知症の原因とその回避

２００９年3月に発表された厚生労働省の「若年性認知症の実態調査」では、若年性認知症の原因は血管性認知症が第1位で約40%、第2位がアルツハイマー病で約25%でした。

◎アルツハイマー型認知症　アミロイドβタンパクの脳内沈着が原因の一つとする仮説が立てられ、アミロイドβの沈着を抑制する薬や、アミロイドβに対する抗体療法が数えきれないくらい開発されてきましたが、いまだに認知症を治す効果が立証された薬は一つもありません。認知症の進行を抑える可能性のある薬がわずかに認可されているだけです。これはアミロイドβ仮説が誤っていたとしか考えられません。動脈硬化の現場にＬＤＬコレステロールがあったため悪玉コレステロールと呼ばれていましたが、近年は傷ついた細胞を修復するためにコレステロールを運んでくれる善玉と解釈されています。同様にアミロイドβは炎症を起こした脳細胞の傷口を塞ぐために沈着した善玉タンパクではないでしょうか。

◎脳血管性認知症　動脈硬化によって脳の血流が悪化し、酸素やエネルギー源の供給が十分でなく、部分的に神経細胞が死滅したり、活動が妨げられた結果に起こる血管の病気です。その原因は、以前は喫煙がトップでしたが、現在は糖質の過剰摂取による糖化だといわれています。すなわち血管内皮細胞のコラーゲンに糖が結合して終末糖化産物AGEという頑固なコゲが原因です。

よって、認知症の予防のためには以下の生活の改善が不可欠です。

・禁煙
・習慣性飲酒の制限
・糖質の過剰摂取の制限
・トランス脂肪酸や炎症作用のあるオメガ6のサラダ油の回避
・脳に炎症を起こす重金属の回避
・慢性的な薬物摂取の中止

認知症の緩和と発生率低下

認知症の原因が喫煙や薬物、汚染物質による脳の炎症と、糖質や悪い油の沈着であるとするならば、その解決方法は次のようになります。

◎抗炎症物質の摂取　魚油の主成分であるエイコサペンタエン酸（EPA）は抗炎症作用のあるエイコサノイドを産生し、心血管系疾患のリスクを軽減することが相次いで発表されています。ということは血管性認知症への予防効果があることは明白です。アルツハイマー病の原因が炎症であれば、当然効果があるでしょう。

◎抗酸化物質の摂取　抗酸化作用・創傷治癒作用・抗菌作用のあるポリフェノールは以前から認知症患者に推奨されています。また抗酸化ビタミンであるA・C・E、コエンザイムQ10の摂取も有効でしょう。しかしいかなる抗酸化物質の中でも最も効果が高いのはアスタキサンチンです。

◎脳細胞を再生させる栄養の摂取　脳細胞間のシナプス形成に必要な亜鉛、鉄、セレンなどの微量金属類の摂取は大切です。しかし、それ以上にＤＨＡは脳内抗酸化増強作用、アミロイドβの脳内沈着抑制・消失作用、そして、神経再生促進作用が明らかとなっています。

認知症は「脳の糖尿病」と呼ばれています。すなわち脳がグルコース（ブドウ糖）を利用できないために、栄養失調になっているのです。そこでグルコースに代わって血管脳関門を通過して脳のエネルギーになるケトン体を増やすことが推奨されています。その方法は「空腹時間を作ること」「糖質制限を行うこと」そして「ケトン体に変換されるココナッツオイルやＭＣＴオイルを摂ること」です。

そこで日本女子大グループは、クリルオイルと魚油とＭＣＴオイルのいずれかのサプリメントを健常人に12週間投与して、脳の認知機能を比較試験しました。被験者には、サプリメント摂取前、６週間後、12週間後に作業記憶課題と計算課題を遂行してもらい、その際、脳の活性化を示す酸化へモグロビン濃度を測定しました。その結果、**クリルオイルと魚油のグループはＭＣＴオイルグループより脳が活性化され、特にクリルオイルにおいて顕著でした。**

生殖機能に対する効果

体の恒常性を一定に保つために大切な働きをしている性ホルモンも、主な原料は油です。オメガ3をたくさん摂ることで性ホルモンの分泌がよくなると、体調がよくなって、朝の目覚めも爽快です。頭がすっきり冴え、イライラしなくなり、今までより仕事がはかどるようになります。

◎月経前症候群PMS　月経前になるとイライラや気分が落ち込んだりと精神面で不安定になることや、足腰が痛くなったり肌トラブルが起きやすくなったりと様々な症状が起こることがあります。それを月経前症候群（PMS）と呼びます。クリルオイルに含まれるオメガ3脂肪酸は、このPMS症状の緩和に効果があると臨床試験にて証明されています。PMSと診断された70名の患者に対して、クリルオイルと魚油とそのいずれも含まないサプリメントをくじ引き試験で3か月間投与しました。米国産科婦人科学会のPMS診断基準に基づく自己評価質問票では、乳房の圧痛、圧迫感、ストレス、イライラ、うつ病、関節の痛み、体重増加、腹痛、むくみ、膨満感の全ての項目でクリルオイルが有意な改善を示しました。またＰＭＳのために使用した鎮痛剤の数はクリルオイルで有意に減少しました。魚油と比較しても、より効果的であることが示さました。

◎更年期障害　更年期障害の原因は、卵巣の女性ホルモン分泌機能が低下しているにもかかわらず、脳から卵巣刺激の命令が出続けることによって自律神経バランスが乱れてしまうことにあります。ＤＨＡ・ＥＰＡは、脳内で神経伝達物質の一種であるセロトニンの量を増やして、副交感神経を刺激し、交感神経を抑制して、自律神経のバランスを整える働きがあります。そのため、ホットフラッシュをはじめとする血管運動症状や睡眠の質の低下、うつや不安感などを感じる更年期女性にお勧めです。

◎男性の生殖作用　マウスにクリルオイルを摂取させたところ、交尾に至る時間が短縮され、交尾回数が優位に増加しました。また精子の数と運動率、前進機能において有意な改善効果が確認できました。これはＤＨＡによる精子形成能力によるものだと説明されています。

命の食事によるがんの予防

「命の食事」を皆さんにすすめている大きな理由は、私自身ががんの専門医だからです。現在日本では、生涯に2人に1人ががんになるといわれています。私は長年、「早期発見・早期治療」が大切と皆さんに訴えてきました。しかしこの30年でがん死亡率は倍増してしまったのです。

どんなに検診しても治療しても患者さんの数は減らないので、がん死亡率も減らないのです。がんは生活習慣病ですから、生活習慣の改善こそが大切なのです。

とお話しすると、ある患者さんはこう切り返してきました。

「じゃあ先生、タバコを止めればこの肺がんは切らなくても治るのかよ」

もちろんタバコをやめてもがんが消えるわけではありません。しかしタバコをやめなければ、どんなに治療してもがんはまた再発するのです。

治療医学と予防医学は車の両輪です。代替医療でがんが治るというのはニセ医者です。しかし抗がん剤ばかりで食事指導も運動指導もしないのは例えがん専門医でも半人前です。

現時点でがん死亡率を減らすというエビデンス（科学的根拠）があるのは次の3つだけです。

◎ビタミンD　欧米での8つの追跡調査の解析でビタミンD不足はがん死亡率が1・7倍になる（BMJ. 2014 Jun 17）。またがん患者の5件の追跡調査でビタミンDが多いと大腸がんの死亡率は0・65倍、乳がん死亡率は0・58倍に減少しました（Eur J Cancer. 50(8):1510. 2014）。国立がん研究センターの研究でもビタミンDの欠乏は甲状腺がん以外のありとあらゆるがん罹患率が増加、ビタミンDが多いと罹患率が減少すると報告しています。

◎EPA　九州大学が福岡県の久山町の住人6千人を60年以上にわたって追跡調査した結果、EPA／AA比が低いとがん死亡率1・93倍にもなることが判明しました。これはEPAの抗炎症効果によるものと思われます。

◎有酸素運動　がん患者に毎日30分間の有酸素運動をさせたときの15年後の生存率は33％改善しました（Oncology. 2013 Jun27）。有酸素運動によってミトコンドリアが増殖します。ミトコンドリアは増殖が盛んな細胞を自然死させるためがん死亡率が減少するものと思われます。

命の食事と命の生活

命の食事は「狂った食事」「狂った生活」「命の食事」「命の生活」から構成されています。

◎狂った食事　メタボの3高である高血糖、高脂血症、高血圧を起こす食事は避けなければなりません。

・精製した糖質　白物5品目である白米・パン・麺・小麦粉・砂糖を避ければ、肥満・糖尿病・心筋梗塞・脳梗塞・がんの予防になります。

・悪い油　オメガ6のサラダ油には炎症作用があります。パンやファストフードに使用されるトランス脂肪酸は細胞の機能障害を起こします。

・塩と化学調味料　塩やグルタミン酸ナトリウムに含まれるナトリウムはがんの増殖を助長します。

◎狂った生活　依存性のある食品や生活はがんの原因です。

・喫煙　咽喉がんの90％、肺がんの75％、食道がんの50％、胃がんの25％はタバコが原因です。また心筋梗塞・脳梗塞・認知症の原因にもなります。

・過度の飲酒　酒は蓄積毒です。二日続けて飲むのはやめましょう。外での飲酒は1次会・2時間以内・夜10時まで、飲み放題はやめましょう。
・ストレス　飲酒や喫煙の依存性になりやすく、とうそうホルモンの過剰分泌はホルモン依存性がんである乳がん・前立腺がん・卵巣がんの原因です。

◎命の食事　必須栄養をバランスよく摂取することが大切です。
・完全栄養　穀物は全粒で、野菜は葉ごと皮ごと根っこごと、魚は皮ごと骨ごと頭ごと食べることにより、生物が生きてゆくうえで必要なすべての栄養を摂取できます。
・オメガ3　青魚やクリルオイルのＥＰＡは抗炎症作用でがんを予防します。
・食物繊維と発酵食品　善玉菌の棲家となり餌となる食物繊維（プレバイオティクス）と善玉菌（プロバイオティクス）が腸内免疫を高めます。

◎命の生活　ミトコンドリアはがんの増殖を抑制し自然死させます。ミトコンドリアを増やすためには脂肪を燃焼する生活をすればいいのです。
・空腹　空腹時にはミトコンドリアが脂肪を燃焼します。
・早寝早起き　早寝したときは成長ホルモンが脂肪を燃焼します。
・有酸素運動　酸素と脂肪が燃焼するとミトコンドリアが増殖します。

自分にあった健康法は「3・3・3の法則」でわかる

世の中には数多くの健康法があります。なかには奇をてらったものや、理論上間違ったものもあり、何を信じてよいか迷うことも多いでしょう。

健康法を見わける方法があります。それが「3・3・3の法則」です。

まず、**3日で具合が悪くなる場合は「安全性」に問題があるのでやめる**。私の場合、「〇〇酵素」です。何十種類の野菜を何か月も煮込んで、真っ黒いペースト状にしたもので、スティックタイプの小袋に入っています。「酵素で健康になる」と聞いて試してみたのですが、飲んだ瞬間にあまりの甘さに頭をガーンと殴られたような衝撃がありました。血糖値がいっきに上がったのです。その後、手が震えて冷汗が出ました。血糖値を下げるために大量のインスリンが出て「反応性低血糖」を起こしたのです。3日続けるうちに具合が悪くなったのでやめました。どんな健康食品でも甘いものは毒と思ってください。

次に、**3週間たっても効果が見られなければ「有効性」がないのでやめる**。

私の場合、これは「水素」です。抗酸化作用があると一時期ブームになったので、水素水を飲んでみましたが何も変わらない。水素のサプリメントを3週間欠かさず飲んでみたが、これも何も変わらない。どんなに医学的根拠があるといわれても、体調が改善するなど効果を感じられなければやめるべきです。

最後に、3か月続かないものは「持続性」がないのでやめる。以前、ウエアを買い込んで、一念発起してジョギングを始めてみました。が、2か月と続きませんでした。また懸垂のための器具も今は物干しになっています。継続できないのは、意志が弱いからではなく、自分には向かなかったということです。健康法というものは、心や体にあまり負担がなく、一生続けられるものでなければなりません。そういう中でごぼう茶を飲むというのはもう10年以上続いていますから、私に合っていたということでしょう。

いろいろ試してみて「3・3・3の法則」に合致するものこそ、「安全性・有効性・持続性」があるといえるでしょう。自分にあった健康法を見つけるときの基準としてください。

おわりに 「最期の晩餐」

明日死ぬとしたら、最期に何を食べたいですか？

私は「たまご味噌」です。

私が生まれた昭和30年は戦後10年。日本はまだ貧しかった時代です。

両親と姉との家族４人の食卓、私は幼児で、父はインターン（今は廃止になった無資格無給の医師研修制度）でした。

その日のおかずは生たまご1個。1人に1個ではありません。４人に1個です。

それを父がかき混ぜるのです。箸で黄身を潰さずに白身だけをチャッチャッチャッチャとリズミカルにかき混ぜスフレ状にするのです。

なぜか？

白身がダマになると均等に分けにくいからです。

そして４人のご飯の真ん中に箸で穴を開けて、箸を伝わらせて卵を４等分に注いでゆきます。

子供達は何もいわず目を皿にして見守っています。「お姉ちゃんの方が多い」などというと、「お前はもう食べなくていい」と叱られるからです。

父親も無言です。「今日はたまごしかないのか」などというと、貧しい家計をやりくりしている母を非難することになるからです。

母親も無言です。「今日はたまごしかなくてごめんね」などというと、父親の稼ぎがないことを非難することになるからです。

家族4人が薄暗い食堂で一緒に食べた「卵かけご飯」。美味しかったなあ。

そんな貴重なたまごを独り占めできるときがあります。風邪を引いたときです。

当時は乳幼児死亡率が高かった時代です。南雲家の後継を死なせては一大事と、まだ20代の母親は必死になって看病をしてくれました。

お客さん用の布団に寝かせられ、掛け布団を何枚も掛けられると、私の顔は真っ赤になって頭から湯気が出ます。びっしょり汗をかいたあと、母親が全身を熱いタオルで拭いて、新しい寝巻きに着替えさせてから、お粥を作ってくれます。

それが「たまご味噌」です。

雪平鍋に味噌と貴重な日本酒を沸かして、アルコールが飛んでからたまごを1個落としてスクランブルエッグにします。

それを枕元に運んで、レンゲでお粥と混ぜて口元に運んでくれます。火傷しそうに熱いお粥を食べさせてくれたたまご味噌の美味しかったこと!

たまごが美味しかったのではありません。

フーフーと吹いてくれた母親の吐息の香りがたまご味噌の上に乗っているのです。

もし死ぬ前に夢を叶えてくれるなら、あのフーフーされたたまご味噌が食べたいなあ。

そんな母親も晩年は認知症になりました。

あるとき私は、すっかりボケてしまった母親にこう尋ねました。

「僕が誰だかわかる?」

そのとき母親の目がグラグラッと揺れました。私の名前が出てこない困惑の表情です。

「あっ、聞いてはいけないことを聞いてしまった」と、私は部屋の隅で身を丸くしていました。

その場の空気を察知した姉は母親に「ほら、おかあちゃま、吉則くんがテレビに出ているわよ」といってビデオを見せたのです。

しばらくテレビ画面を見ていた母は、ビデオが終わるとこういいました。

「私、この人好きよ」

私の人生は、この一言で十分報われました。

世間から妬まれて、誤解されて、辛いこともあった、腹の立つこともあった。

でもこの一言で幸せです。

母親は長い闘病の末に眠るように息を引き取りました。

この本を書きながら、何度も母の顔が浮かんできました。認知症だった母親の口に、スプーン一杯の滋養を与えることができるなら、私は迷わずビタミンD入りのクリルオイルを飲ませるでしょう。どんな顔して飲むのかなあ(笑)。

2024年8月吉日

医学博士　南雲吉則

取材協力

血液栄養解析を行っている医療施設

ナグモクリニック
東京

ナグモクリニック
名古屋

ナグモクリニック
大阪

ナグモクリニック
福岡

ビタミンD入りクリルオイルを販売している施設

健康レストラン
Salud（サルー）

日本料理 吟

中国料理
銀座 飛雁閣

オンラインショップ
「命の食事」

オンラインショップ
「味とサイエンス」

食と健康について学べるサイト

YouTube
「Dr.ナグモの命の食事」
（旧栄養外来）

「命の食事」

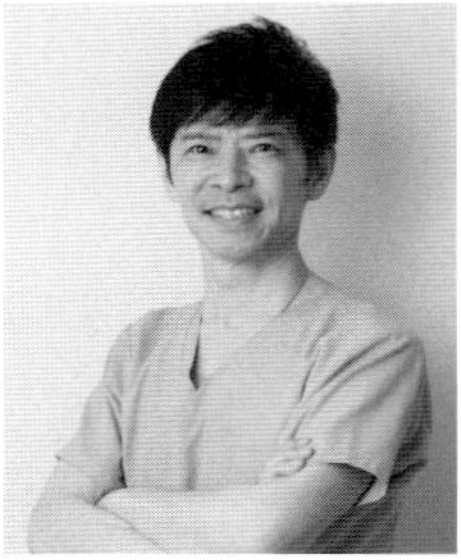

南雲吉則（なぐも・よしのり）

医学博士。医療法人社団ナグモ会理事長、ナグモクリニック東京・名古屋・大阪・福岡総院長。

昭和56年3月、東京慈恵会医科大学卒業。昭和56年4月、東京女子医科大学形成外科で研修。昭和58年5月、東京慈恵会医科大学第一外科学教室医員。昭和62年1月、癌研究会附属病院外科勤務（昭和62年12月まで）。昭和63年1月、東京慈恵会医科大学第一外科乳腺外来医長。平成6年9月、医学博士の学位受領。

著書に『たいせつなちきゅうのたいせつなともだち』（みらいパブリッシング刊）、『病気が逃げていく！ 紫外線のすごい力』『命の食事』『乳がんのお話し100』（主婦の友社刊）、『空腹は人を健康にする』（サンマーク出版刊）、『50歳を過ぎても30代に見える生き方』（講談社α出版刊）、他多数。

メディアレギュラー出演は、テレビ東京系「主治医が見つかる診療所」、RKBラジオ「ドクター南雲のびっくり健康ラボ」、FM川崎「Dr.ナグモのゴボウ茶談義」など。

Staff

企画・編集　オフィスふたつぎ

デザイン・DTP　WHITELINE GRAPHICS CO.

カバー写真　安田 裕

栄養バランスを整えれば体はよみがえる
がんになってからでも遅くはない！

2024年9月5日　初版第1刷　発行

著　者 ……………… 南雲吉則
発行者 ……………… 伊藤良則
発行所 ……………… 株式会社 春陽堂書店
〒104-0061
東京都中央区銀座3-10-9　KEC銀座ビル
TEL：03-6264-0855（代）
https://www.shunyodo.co.jp

印刷・製本 ………… ラン印刷社

本書へのご感想は、contact@shunyodo.co.jp

ISBN978-4-394-90492-2　C0047